U0669293

高等职业教育教材

药剂学实训指导

（活页式教材）

王　琳　主编

化学工业出版社

·北京·

内容简介

本书为药剂学课程配套的实训教材，内容包括实验须知和八个模块十九个实训项目。本书结合岗位需求，引入了"岗课赛证"融通的理念，设计综合实训项目、引入主流仿真软件、增加科技英语词汇，将传统制剂实验项目设计为"目标要求、预习任务单、基础知识、实训仪器设备与材料、实训内容、实训结果与讨论、反思"一系列学习任务和实训项目。本书主要根据药剂学课程内容和《中华人民共和国药典》（2025 年版）进行编写，从中选取溶液剂、混悬剂、乳剂、散剂、胶囊剂、片剂、中药颗粒剂、浸膏剂、软膏剂、栓剂、脂质体、微囊等剂型，要求学习者独立设计处方与工艺、完成基础剂型的制备，并能依据现行版《中华人民共和国药典》及其他法定标准进行制剂质量检查。本书以工作任务为载体，培养学生自主学习能力、科学的工作态度与良好的职业素养。

本书适合作为高等职业教育药学类、中医药学类、药品与医疗器械类等专业实训教材，也可以作为药品生产岗位技术人员的参考用书。

图书在版编目（CIP）数据

药剂学实训指导：活页式教材／王琳主编.
北京：化学工业出版社，2025. 8. --（高等职业教育教材）. -- ISBN 978-7-122-48452-9

Ⅰ. R94

中国国家版本馆 CIP 数据核字第 2025T5V614 号

责任编辑：毛一文　蔡洪伟　　　　　文字编辑：燕学伟
责任校对：杜杏然　　　　　　　　　装帧设计：关　飞

出版发行：化学工业出版社
　　　　　（北京市东城区青年湖南街 13 号　邮政编码 100011）
印　　装：中煤（北京）印务有限公司
787mm×1092mm　1/16　印张 10½　字数 256 千字
2025 年 8 月北京第 1 版第 1 次印刷

购书咨询：010-64518888　　　　　　售后服务：010-64518899
网　　址：http://www.cip.com.cn
凡购买本书，如有缺损质量问题，本社销售中心负责调换。

定　　价：36.00 元　　　　　　　　版权所有　违者必究

编写人员名单

主　　编　王　琳

副 主 编　王佳丽　胡　颖　杨　税　沈　珺　张　燕

编　　者（按姓氏笔画排序）

　　　　　王　琳　苏州卫生职业技术学院

　　　　　王丽吉　苏州卫生职业技术学院

　　　　　王丽杰　北京卫生职业学院

　　　　　王佳丽　苏州卫生职业技术学院

　　　　　刘竺云　泰州职业技术学院

　　　　　孙　锋　苏州卫生职业技术学院

　　　　　杨　税　苏州卫生职业技术学院

　　　　　杨怡君　山东医学高等专科学校

　　　　　沈　珺　苏州卫生职业技术学院

　　　　　张　燕　苏州卫生职业技术学院

　　　　　张立庆　山东药品食品职业学院

　　　　　张发成　宝利化（南京）制药有限公司

　　　　　陈彬辉　南京艾德凯腾生物医药有限责任公司

　　　　　和　燕　铜川职业技术学院

　　　　　周　敏　赣南卫生职业学院

　　　　　郑　浩　博瑞生物医药（苏州）股份有限公司

　　　　　赵兴娟　苏州卫生职业技术学院

　　　　　胡　颖　苏州卫生职业技术学院

　　　　　胡海燕　北京卫生职业学院

　　　　　俞迪佳　苏州卫生职业技术学院

　　　　　顾利芬　苏州二叶制药有限公司

　　　　　高怡蓉　江苏吴中医药集团有限公司

　　　　　黄　容　苏州第壹制药有限公司

　　　　　曹　悦　北京卫生职业学院

　　　　　崔向峰　赫力昂制药有限公司

主　　审　张发成　宝利化（南京）制药有限公司

编写秘书　李静如　苏州卫生职业技术学院

前言

党的二十大对深化医药卫生体制改革、强化食品药品安全监管等做出一系列部署，为药学领域的发展指明了方向，同时强调科技创新在保障人民健康中的核心作用。药剂学作为药学专业核心课程之一，主要讲授药物制剂的处方设计、基本理论、制备工艺和合理用药等综合性内容，是实践性很强的学科。药剂学技能实训是本课程学习内容中重要的一环，也是学生将理论学习与实际工作相结合的重要环节。通过学习，希望学生能掌握各种常见剂型的制备原理、单元操作及质量控制和质量管理等基本知识、实验方法和技能，能够具备独立设计处方与工艺、完成基础剂型的制备并能依据《中华人民共和国药典》（以下简称《中国药典》）及其他法定标准进行制剂质量检查的能力，为从事药物制剂技术相关的研发、生产、质量控制、药学服务等岗位工作打好基础。

本教材有机融入二十大报告的理念，力求体现科技创新、绿色发展的思想，以工作任务为载体，注重培养学生的自主学习能力、严谨务实的工作态度，引导学生树立正确的职业道德观，深刻理解时代赋予的使命，将个人专业发展与人民健康福祉紧密相连。

本活页式教材立项苏州卫生职业技术学院教育教学改革研究项目（JGXM202310），将制剂实验实训项目以模块化、结构化的形式重新架构，突出职业教育特色，围绕具体的工作任务，将理论基础、操作依据、注意事项、制剂质量检测等工作流程，以活页式教材的形式贯穿教学过程，发挥学生在实验实训过程中的主体作用，强调理论学习与实验实训之间的匹配性，帮助学生培养解决具体工作任务的职业能力。

本书的编写将传统制剂实验项目设计为"目标要求、预习任务单、基础知识、实训仪器设备与材料、实训内容、实训结果与讨论、反思"工作流程式体系，学生需在课前理解消化本次实验的理论原理，查阅相关法律法规，明确实训目的，选用设备仪器，设计制备工艺，在实验过程中规范操作技能、观察记录实验现象、进行实验结果的质量检测及反思总结。

为适应行业发展需求，本书在编写过程中结合岗位需求，引入了"岗课赛证"融通的理念，设计综合实训项目、引入主流仿真软件、增加科技英语词汇，致力于增强教材的可实践性、强化能力培养与岗位对接的职业教育理念。

本书在编写过程中得到各位编者所在院校及所在地区行业企业的大力支持，在此深表谢意。由于编者专业水平、能力、经验有限，书中难免有疏漏之处，敬请读者批评指正。

编者

2025 年 3 月

实验须知

药剂学技能实训是药剂学的实践环节，是理论学习与实践相结合的重要环节。通过技能实训教学，旨在帮助学生更深刻地掌握基本理论知识与基本操作技能，培养学生的动手能力、分析解决问题的能力，以及严谨的工作态度。

在技能实训教学过程中要做到：①突出职业教育特色，明确目标要求；②合理利用"预习任务单""基本理论与实验原理""处方分析""仪器设备选用""制法工艺设计"等部分，强调理论学习与技能实训相结合；③加强基本操作规范化；④培养良好的职业素养。

在实验实训过程中要做到以下几点：

1. 进入实验室须穿好工作服，保持整洁。实验（实训）过程中保持安静，中途不得随意离开，有特殊情况需经老师同意。

2. 课前做好预习报告，明确实训目的，熟悉实训内容，提前十分钟进入实验室，清点实验仪器设备，如有缺损及时报告。

3. 实验（实训）过程中，严肃认真、敬人敬业，以科学的态度进行操作，并特别注意操作安全，使用危险化学品必须在教师指导下进行。

4. 称取试剂时，应进行三次核对（拿取药品时、称取药品时，放回药品时），以免发生差错，称取毒麻剧等特殊药品时，须由另一个人复核，称量完毕，及时盖好瓶盖，放回原处。

5. 避免裸手直接接触试剂，清洗仪器设备应使用工具，实验完成后及时洗手。

6. 药匙等小工具用完后，应擦洗干净，方可取用其他药品，以免药品之间互相污染，已取出的药品不可倒回试剂瓶。

7. 操作过程中，注意保持操作台面清洁整齐，实验成品先按规定检查合格后，再经指导老师验收合格。

8. 注意爱护实验室的一切公物，试剂、器材以及实验成品一律不准擅自携出室外。

9. 实验（实训）结束，须整理清洁所用设备仪器，同时做好公共卫生后方可离开。

10. 规范完成实训报告，如实记录实验步骤、实验现象、时间、条件、结果等原始内容。

目录

模块一　基础训练

项目一　查阅《中国药典》

素质目标

1. 培养学生精益求精的职业精神，树立科学严谨的工作理念。
2. 培养学生作为药学工作者的社会责任感和职业道德感。
3. 培养学生实事求是、守正创新的工作态度。

知识目标

1. 掌握《中国药典》（2025 年版）的结构和内容组成。
2. 熟悉《中国药典》的使用方法，了解网络在线检索《中国药典》的操作。
3. 了解《中国药典》的发展历程。

岗位目标

1. 正确查阅《中国药典》。
2. 培养规范使用《中国药典》的职业习惯。

【预习任务单】

引导问题 1. 什么是药典?

引导问题 2.《中国药典》一共有几部? 分别是哪些年份的?

引导问题 3.《中国药典》的主要结构是什么?

操作人:

【基础知识】

（一）药典的基本理论

1. 药典

药典是一个国家记载药品标准、规格的法典。一般由国家药品监督管理部门组织编纂、出版，并政府颁布、执行，具有法律约束力。药典中收载的是疗效确切、不良反应小、质量较稳定的常用药物及制剂，并规定其质量标准、制备要求、鉴别、杂质检查与含量测定等内容。

药典是一个国家药品标准体系的核心，对保证药品质量、确保人民用药安全有效、促进药品的研究和生产具有重要意义。在一定程度上药典还可以反映这个国家药品生产、医疗保健和科学技术发展水平。

2.《中国药典》

1949 年中华人民共和国成立后，已编订了《中华人民共和国药典》（简称《中国药典》，英文缩写 Ch. P）1953、1963、1977、1985、1990、1995、2000、2005、2010、2015、2020、2025 年版共 12 个版次。

3.《中国药典》（2025 年版）简介

我国现行版药典是《中国药典》（2025 年版），自 2025 年 10 月 1 日起实施。本版《中国药典》新增品种 159 种，修订 1101 种，共收载品种 6385 种，由一部、二部、三部、四部组成。一部中药收载 3069 种，其中新增 28 种、修订 420 种。二部化学药收载 2776 种，其中新增 66 种、修订 483 种。三部生物制品收载 153 种，其中新增 13 种、修订 62 种；新增生物制品 13 种，修订 62 种。四部收载药用辅料品种总计 387 种（新增 52 种，修订 136 种）；指导原则新增 28 个，修订 17 个。

《中国药典》（2025 年版）的一、二、三、四部都含有凡例、品名目次、正文、索引。《中国药典》（2025 年版）稳步推进药典品种收载，进一步满足了国家基本药物目录和基本医疗保险目录品种的需求。国家药品标准体系日趋完善，药品标准水平显著提升，药品安全性要求持续加强，导向性作用日益显著。其颁布实施，将有利于整体提升我国药品标准水平，进一步保障公众用药安全，推动医药产业结构调整，促进我国医药产品走向国际，实现由制药大国向制药强国的跨越。

（二）专业术语

药典	pharmacopoeia（缩写为 Ph.）
凡例	general notice
品名目次	monograph
正文	monograph
索引	index

【实训仪器设备与材料】

材料

现行版《中国药典》（包括纸质版、电子版、在线版）。

【实训内容】

1. 查阅《中国药典》

按照下列各项要求，查阅现行版《中国药典》，记录所在部册、页码、内容等查阅结果。

（1）阿胶的性状；

（2）密封贮藏条件；

（3）微溶的含义；

（4）盐酸吗啡的化学结构；

（5）100 目筛网的孔径范围；

（6）麻仁丸的功能与主治；

（7）丸剂的制剂通则；

（8）热原检查法；

（9）挥发油测定法；

（10）生物制品通用名称命名原则；

（11）聚乙二醇 4000 的鉴别；

（12）片剂重量差异限度标准；

（13）麻疹减毒活疫苗使用说明；

（14）明胶空心胶囊的检查；

（15）大山楂丸的处方及制备方法；

（16）阿司匹林的制剂；

（17）碘滴定液的配制方法；

（18）胰岛素注射液的规格；

（19）药包材通用要求指导原则；

（20）三七总皂苷的含量测定。

2. 注意事项

（1）在明确查阅项目所在部册之后，按照品名目次或索引可较快地得到查阅结果。

（2）凡例所规定共性问题不能通过品名目次或索引找到答案。

（3）《中国药典》（2015 年版）最大的体例变化是将上版药典各部附录整合为通则并与药用辅料单独成卷作为《中国药典》四部。2020 年版、2025 年版沿用 2015 年版体例。

3. 思考题

（1）若需查询的药品在《中国药典》（2025 年版）中没有收载，如何继续查找？

（2）谈谈你对《中国药典》的认识及今后的工作中如何正确地应用《中国药典》。

【实训结果与讨论】

1.《中国药典》查阅内容（表 1-1）

表 1-1 《中国药典》查阅内容表

序号	查阅项目	查阅结果	
		部　　　　页 至　　　　页	
1	阿胶的性状		
2	密封贮藏条件		
3	微溶的含义		
4	盐酸吗啡的化学结构		
5	100 目筛网的孔径范围		
6	麻仁丸的功能与主治		
7	丸剂的制剂通则		
8	热原检查法		
9	挥发油测定法		
10	生物制品通用名称命名原则		
11	聚乙二醇 4000 的鉴别		
12	片剂重量差异限度标准		
13	麻疹减毒活疫苗使用说明		
14	明胶空心胶囊的检查		
15	大山楂丸的处方及制备方法		
16	阿司匹林的制剂		
17	碘滴定液的配制方法		
18	胰岛素注射液的规格		
19	药包材通用要求指导原则		
20	三七总皂苷的含量测定		

2. 实验讨论

《中国药典》（2025年版）中溶液浓度的表示方法有哪几种？

【反思】

实验操作人：

项目二　基本操作方法

素质目标

1. 培养学生精益求精的职业精神，树立科学严谨的工作理念。
2. 培养学生作为药学工作者的社会责任感和职业道德感。
3. 培养学生遵规守纪、规范操作的工作态度。

知识目标

1. 掌握在药品生产过程中常用的一些基本操作技能。
2. 掌握基本操作技能的关键点。

岗位目标

1. 正确进行称取、量取、溶解、过滤、研磨、过筛等基本药品生产中的技能操作。
2. 培养规范进行实验操作的职业习惯。

【预习任务单】

引导问题 1. 学生在药品生产过程中常用的一些基本操作技能有哪些?

引导问题 2. 量取黏稠性液体需要注意哪些问题?

引导问题 3. 托盘天平的使用注意事项有哪些? 电子分析天平的使用需要注意哪些问题?

引导问题 4. 过滤操作需要注意哪些问题?

操作人:

【基础知识】

（一）制剂实验单元操作的基本方法

1. 量取

（1）小量器操作姿势

用左手拇指与食指垂直平稳持量器下半部并以中指垫在底部。右手持瓶倒液，瓶签必须向上或向两侧，瓶盖可夹于小指与无名指间，倒出后应立即盖好，放回原处，以免错盖污染药液。

（2）使用量筒和量杯时要保持垂直，眼睛与所需刻度保持水平，无色澄明者看凹液面最底部，深色液体看液面两侧最高点。药液注入量器应将瓶口靠量器边缘，沿内壁徐徐注入，以防止药液溅溢至器外。

（3）量取黏稠性液体如甘油、糖浆等，无论在注入还是倾出时，均须以充分时间使其按刻度流尽，以保证容量的准确。

（4）量取醇性或油性溶液时，量取必须干燥，否则会产生浑浊现象。

（5）量取 1mL 以下的溶液，以滴为单位。

（6）根据药物的性质和质量，选择适当的容器量取。原则：要取的液体以不能少于量器总量的 1/5 为标准。

2. 称量

托盘天平的使用：

（1）天平使用前必须调零点。

（2）两边放称量纸（对折），光面朝上。

（3）称量结束后必须使天平恢复原状。

称取药物：

（1）称取药物时必须注意左手握瓶标签，要求瓶盖不离手（称取药品）/试剂瓶盖倒扣在桌面（化学药品），以左手拇指与食指拿瓶盖，中指与无名指夹瓶颈，右手拿药匙。

（2）少量取药必须抖动加入，剩余的药物不能倒入原瓶中，可倒入废物缸。

（3）特殊药物用烧杯、表面皿等进行称取。

（4）称完一个药，盖好瓶塞，即放回原处，必须做到（拿、称量、放回时）三次核对。药匙用完后，应擦洗干净后，才可取其他药物。

（5）根据药物的性质和质量，选择适当的容器和天平。

3. 溶解（搅拌）

溶解：

（1）先加 1/2～4/5 溶剂使药物溶解。

（2）主、辅药加入顺序必须正确。

搅拌：

（1）右手拿玻璃棒，左手夹住量杯，两肩保持平衡，右肘与玻璃棒成直角。

（2）通过右手腕的上下运动，呈椭圆形运动。

（3）不要搅到底部，不要敲击，以免量具破碎。

4. 过滤

（1）选择适宜的仪器，常用玻璃漏斗。

（2）滤纸折叠可用一般折法、菊花型折法。

（3）滤纸必须放置到漏斗的底部、用同种溶剂进行润湿并排除气泡。

（4）溶液必须沿玻璃棒倒入过滤。

（5）滤纸上加溶剂至全量，注意控制剂量。

5. 研磨

（1）乳钵常分为瓷钵（粗糙）和玻璃乳钵（光滑）两种。

（2）乳钵底下必须垫湿布操作，以免滑动。

（3）研磨时，一手按住乳钵边沿，一手握住杵棒呈直角交叉姿势。

（4）研磨时，杵棒应以乳钵中心为起点，逐渐螺旋向外，达到最外层时，再往回反转至中心，如此反复。

（5）一次药物粉碎不宜太多，不超过乳钵容积的 1/4，以防撒出，影响粉碎效果。

（6）已研磨好的药物细粉，要不时地过筛去除，否则细粉会不断地吸附在乳钵壁上，影响粉碎效能。

（7）粉碎和混合性质不一样，用力不一样，要注意。

（8）特殊研磨情况，另行规定。

（9）乳钵用后洗净晾干，备用。

6. 过筛

一般有两种类型的筛：

（1）用铜丝编织固定在木框上的筛。

（2）分样筛，是用铜丝编织固定在金属圈上的筛。

操作方法：

（1）根据药物选择适当的筛号。

（2）过筛的药物必须干燥。

（3）过筛的药物不宜太多太厚。

（4）过筛可以左右、上下滑动和跳跃，但不能挤压，以免堵塞筛孔。

（5）药筛用完后应洗净晾干。

7. 标签的使用

（1）标签分为内服药物标签和外用药物标签。

（2）一般常用内服药物的标签颜色为蓝白色、黑白色。

（3）一般常用外用药物的标签颜色为红白色。

（4）标签上的姓名、日期是指患者姓名、服药日期。

（5）标签上写明生产批号。

8. 简单包装

学会五角包、四角包、长方包的包装法。

9. 电炉的使用

（1）使用过程中电炉要远离人和易燃物。

（2）电炉下面要垫好垫板，不要空烧电炉。

（3）不要将洗湿的玻璃容器直接放在电炉上，要擦干。

（4）电炉插头要轻插轻放。

（5）注意电线不要被电炉烧着，注意安全。

10. 渗漉装筒

（1）将药材粉末置于有盖容器内，加入规定量的溶剂润湿，密闭。

（2）放置一定时间，使药材充分膨胀 30min 以上。

（3）取适量脱脂棉，用溶剂润湿后，轻轻垫铺在渗漉器底部。

（4）然后将已润湿的药粉分次均匀装入渗漉器中（一般不超过容积的 2/3），每次投入后均匀压平。

（5）装完后，用滤纸或纱布覆盖在上面，并加一些洁净的玻璃珠或碎瓷片之类的重物，以防加溶剂时药粉浮起。

（6）操作时先打开渗漉器下部浸出液出口的活塞，从上部加入溶剂尽量排除药材间隙的空气，待气体排尽漉液自出口流出时，关闭活塞。

（7）并加溶剂至高出药粉面数厘米，加盖放置浸渍 24～48 小时，使溶剂充分渗透扩散后，即可打开渗漉器出口进行渗漉（因时间关系需要当场渗漉者，要注意溶剂下降的均匀度）。

（8）规定时间内按时完成，清洁桌面。

（9）渗漉速度以 1～3mL/min，快速以 3～5mL/min 为宜。太快，耗溶剂，浓度低；太慢，影响设备利用率和产量。

（二）专业英语

量取	measure out	过滤	filter
称量	weigh	研磨	grind
过筛	sieve		

【实训仪器设备与材料】

1. 材料

碳酸氢钠、碘、凡士林、乙醇、甘油、纯化水。

2. 仪器设备与规格型号

【实训内容】

1. 称重操作

熟悉下列药物性质，选择下列药物进行操作。

碳酸氢钠	0.3g	碘	0.7g
凡士林	5g		

2. 量取操作

（1）指出下列药物的理化性质，选择下列药物进行量取操作。

乙醇	0.3mL	甘油	3mL

（2）用同一滴管测量乙醇、甘油和纯化水三种不同液体每1mL的滴数，填入表1-2。

表 1-2　滴管测量不同液体的结果

药液	乙醇	甘油	纯化水
每1mL的滴数			

3. 过滤操作

用纯化水 200mL 对药物进行过滤操作。

4. 注意事项

（1）称量过程中"三看"，即取药瓶时看、称量前看、称量瓶放回原位时看。

（2）每次称取药物后要求处理药匙使其清洁、干燥。原则上不能用药匙称取半固体药物。

5. 思考题

（1）托盘天平一般用于什么情况下的称量？应如何取用砝码？

（2）如何称取易潮解、具有腐蚀性的试剂？

（3）量取 400mL 液体时应该选择哪种规格的量器？

（4）应如何向量器中倒入液体？读数时，透明液体和不透明液体有何不同？多余的液体应如何处理？

（5）过滤操作中的"一贴二低三靠"具体是指什么？

【实训结果与讨论】

1. 称重操作

考核类型	考核项目	考核记录	备注
准备工作	托盘天平洁净		
	托盘天平放置在平稳处		
称量操作	零点调整		
	被称物品及砝码放置位置正确		
	砝码选择正确		
	未将实际固体试剂直接放置或撒落在秤盘上		
	称量正确		
	实验过程中保持台面整洁		
	熟练程度		
结束工作	砝码及时入盒		
	托盘天平入位		
	清洁实验台		

2. 量取操作

考核类型	考核项目	考核记录	备注
准备工作	量器的选取		
量取操作	量器操作姿势		
	量器数据读取		
	黏性液体读数		
	含醇液体量取		
	1mL 以下液体量取		
	实验过程中保持台面整洁		
	熟练程度		
结束工作	量器清洗		
	试剂归位		
	清洁实验台		

3. 过滤操作

考核类型	考核项目	考核记录	备注
准备工作	漏斗的选择		
	滤纸的折叠		
	滤纸的放置		
	检测漏斗性能		
	过滤装置的安装		
过滤操作	加入滤液的方法		
	沉淀转移的方法		
	沉淀洗涤的方法		
	沉淀洗涤的效果		
	实验过程中保持台面整洁		
	熟练程度		
结束工作	过滤装置清洗		
	试剂归位		
	清洁实验台		

4. 实验讨论

【反思】

实验操作人：

模块二　液体制剂的制备

项目一　溶液型液体制剂的制备

素质目标

1. 培养学生精益求精的职业精神，树立科学严谨的工作理念。
2. 培养学生作为药学工作者的社会责任感和职业道德感。
3. 培养学生严谨求实、精益求精的工作态度。

知识目标

1. 掌握常用溶液型液体药剂的基本制备方法。
2. 熟悉各种剂型的特点及制备注意事项。
3. 熟悉常用溶液型液体药剂的一般质量评定方法。

岗位目标

1. 正确进行处方分析。
2. 会正确制备合格的溶液型液体药剂。
3. 遵守安全生产、规范操作的劳动纪律。

【预习任务单】

引导问题 1. 影响药物溶解度的因素有哪些?

引导问题 2. 增加药物溶解度的方法有哪些?

引导问题 3. 采用非水溶剂制备溶液型液体药剂要注意哪些问题?

操作人:

【基础知识】

（一）溶液型液体药剂的基本理论与实验原理

低分子溶液剂：药物以小分子或离子（直径在 1nm 以下）状态分散在溶剂中制成的均匀分散的液体制剂。可以内服或外用。

常用的溶剂有水、乙醇、甘油、植物油等。

包括溶液剂、芳香水剂、糖浆剂、醑剂、甘油剂等。

1. 溶液剂

非挥发性药物溶解于溶剂中形成的均相澄明液体制剂。应澄清，不得有酸败、发霉、变色、异物等。可采用溶解法、稀释法、化学反应法制备。

2. 芳香水剂

芳香挥发性药物的饱和或近饱和水溶液。应澄明，宜新鲜配制，不得有异臭、沉淀或杂质。可采用溶解法、稀释法、水蒸气蒸馏法制备。

3. 糖浆剂

含有原料药物的浓蔗糖水溶液，蔗糖含量不低于 45% （g/mL）。根据其用途和组成不同，可分为单糖浆、芳香糖浆和药用糖浆。应澄清，允许有少量轻摇易散的沉淀。可采用溶解法、混合法制备。

4. 醑剂

挥发性药物的浓乙醇溶液，挥发性药物的浓度一般为 5%～20%，乙醇的浓度一般为 60%～90%。应澄明，密闭贮存，长期贮存易变色或出现沉淀。可采用溶解法、蒸馏法制备，所有器具应干燥。

5. 甘油剂

药物溶于甘油中制成的溶液剂，专供外用。甘油的引湿性较强，应密闭保存。可采用溶解法、化学反应法制备，所有器具应干燥。

（二）专业英语

溶液剂	solution	芳香水剂	aromatic water
糖浆剂	syrup	醑剂	spirit
甘油剂	glycerite		

【实训仪器设备与材料】

1. 材料

碘、碘化钾、薄荷油、滑石粉、蔗糖、樟脑、纯化水、乙醇、甘油。

2. 仪器设备与规格型号

【实训内容】

（一）复方碘口服液的制备

处方		（处方分析）
碘	0.5g	（ ）
碘化钾	1g	（ ）
纯化水	加至 25mL	（ ）

制法：

注意事项：

复方碘口服液
的制法

（二）薄荷水的制备

处方		（处方分析）
薄荷油	0.1mL	（ ）
滑石粉	0.75g	（ ）
纯化水	加至 50mL	（ ）

制法：

注意事项：

薄荷水的制法

（三）单糖浆

处方   （处方分析）

蔗糖   42.5g   （   ）

纯化水   加至 50mL   （   ）

制法：

注意事项：

单糖浆的制法

（四）樟脑醑

处方   （处方分析）

樟脑   2.5g   （   ）

乙醇   加至 25mL   （   ）

制法：

樟脑醑的制法

注意事项：

【实训结果与讨论】

1. 外观

复方碘口服液：

薄荷水：

单糖浆：

樟脑醑：

2. 实验讨论

【反思】

实验操作人：

项目二　高分子溶液剂的制备

素质目标

1. 培养学生精益求精的职业精神，树立科学严谨的工作理念。
2. 培养学生作为药学工作者的社会责任感和职业道德感。
3. 培养学生实事求是、守正创新的工作态度。

知识目标

1. 掌握高分子溶液剂的溶解特性和制备方法。
2. 熟悉高分子溶液剂制备中的溶胀过程。
3. 熟悉高分子溶液剂的一般质量评定方法。

岗位目标

1. 正确进行处方分析。
2. 正确进行质量评定。
3. 遵守安全生产、规范操作的劳动纪律。

【预习任务单】

引导问题 1. 高分子溶液剂制备时应注意什么？

引导问题 2. 为什么胃蛋白酶要撒在水面上，令其自然膨胀？

引导问题 3. 羧甲基纤维素钠胶浆中各成分有什么作用？

操作人：

【基础知识】

（一）高分子溶液剂的基本理论与实验原理

高分子溶液剂是指高分子化合物溶解于溶剂中制成的均匀分散的液体制剂，属于热力学稳定体系。高分子化合物的种类很多，有的溶于水，有的溶于有机溶剂，其溶解速度不同，故其制备方法不同。另外，高分子化合物的胶溶，均经过有限溶胀和无限溶胀过程，无限溶胀常需搅拌或加热等辅助操作才能完成。亲水性高分子溶液在制剂中应用较多，如混悬剂中的助悬剂、乳剂中的乳化剂、片剂的包衣材料、血浆代用品。

高分子溶液剂的制备方法与溶液剂的制备基本相同，但溶解时需要经过溶胀过程。应将高分子粉末分次撒在液面上，使其充分吸水自然膨胀而胶溶；或将高分子粉末置于干燥容器内，先加少量乙醇或甘油使其均匀润湿，然后加大量水振摇或搅拌使之胶溶。

（二）专业英语

高分子溶液剂	polymer solution agent
pH 调节剂	pH regulator
矫味剂	flavoring agent
防腐剂	preservative

【实训仪器设备与材料】

1. 材料

（1）胃蛋白酶、稀盐酸、橙皮酊、单糖浆、尼泊金乙酯、纯化水。

（2）羧甲基纤维素钠、甘油、羟苯乙酯、纯化水。

2. 仪器设备与规格型号

［托盘天平、烧杯（250mL、100mL）、量筒（10mL）、玻璃棒、滴管、量杯（50mL）、投料瓶等。］

【实训内容】

（一）胃蛋白酶合剂

1. 处方 　　　　　　　　　　　　　（处方分析）

胃蛋白酶　　　　　　　　　1g　　　　　（　　　　　）

稀盐酸	1mL	(	)
橙皮酊	2.5mL	(	)
单糖浆	5mL	(	)
羟苯乙酯溶液（5%）	0.5mL	(	)
纯化水	加至50mL	(	)

制法：

胃蛋白酶合剂
的制法

2. 外观性状记录

观察胃蛋白酶合剂的外观，并记录到［实训结果与讨论］。

3. 注意事项

（1）胃蛋白酶为一种消化酶，能使蛋白质分解为蛋白胨，影响其活性的主要因素是pH，一般要求pH在1.5～2.5之间，过高或过低活性都降低或完全失活。故胃蛋白酶不得与稀盐酸直接混合，配制时稀盐酸一定要先稀释。

（2）胃蛋白酶为胶体物质，溶解时，应撒布于液面，使其充分吸水膨胀，再缓缓搅拌均匀，温度过高（40℃）也易失活，故不宜用热水。

（3）本品在贮存过程中易受多种因素影响，活性降低或消失，故不宜久贮，不宜大量配制，不宜剧烈振摇，宜新鲜配制。

（4）本处方所用胃蛋白酶活力为1:3000，若用其他规格的应进行折算。橙皮酊为芳香性苦味健胃药，既是芳香矫味剂又有一定的健胃作用。

（5）本品一般不宜过滤。胃蛋白酶等电点在pH2.75～3之间，故在溶液中pH小于等电点时，胃蛋白酶带正电荷，而润湿的滤纸或棉花带负电荷，过滤时易吸附蛋白酶。如必须过滤时，滤材需先用相同浓度的稀盐酸润湿，以中和滤材表面电荷，避免吸附，消除对胃蛋白酶活性的影响，然后过滤。

（6）胃蛋白酶与碱性药物、碘、胰酶、鞣酸以及重金属盐有配伍禁忌，服用时应加以注意。

4. 作用与用途

本品为消化蛋白质、助消化药。饭前口服，用于缺乏胃蛋白酶、由食蛋白性食物过多所致消化不良症以及病后恢复期消化机能减退等症状。

（二）羧甲基纤维素钠胶浆

1. 处方　　　　　　　　　　　　　**（处方分析）**

羧甲基纤维素钠	1.25g	(	)
甘油	15mL	(	)

| 羟苯乙酯溶液（5%） | 1mL | （ | ） |
| 纯化水 | 加至50mL | （ | ） |

制法：_____

_____

_____

2. 外观性状记录

观察羧甲基纤维素钠胶浆的外观，并记录到［实训结果与讨论］。

3. 注意事项

（1）羧甲基纤维素钠为白色纤维状粉末或颗粒，无臭，在冷、热水中均能溶解，但冷水中溶解缓慢，不溶于一般有机溶剂。

（2）羧甲基纤维素钠遇阳离子型药物及碱土金属、重金属盐能产生沉淀，故不能使用季铵盐类或汞类防腐剂。

（3）羧甲基纤维素钠在pH为5～7时黏度最高，当pH低于5或高于10时黏性迅速下降。一般以pH6～8为宜。

（4）甘油的作用是保湿、增稠和润滑。

4. 作用与用途

本品为润滑剂，用于腔道、器械检查或在查肛门时起到润滑作用等。

羧甲基纤维素钠
胶浆的制法

【实训结果与讨论】

1. 外观性状

胃蛋白酶合剂：_____

_____

_____

_____

羧甲基纤维素钠胶浆：_____

_____

_____

2. 实验讨论

【反思】

实验操作人：

项目三　混悬剂的制备

素质目标

1. 培养学生精益求精的职业精神，树立科学严谨的工作理念。
2. 培养学生作为药学工作者的社会责任感和职业道德感。
3. 培养学生实事求是、守正创新的工作态度。

知识目标

1. 掌握混悬剂的基本制备方法。
2. 熟悉混悬剂常用附加剂的选用。
3. 熟悉混悬剂的一般质量评定方法。

岗位目标

1. 正确进行处方分析。
2. 正确进行质量评定。
3. 遵守安全生产、规范操作的劳动纪律。

【预习任务单】

引导问题 1. 影响混悬剂稳定性的因素有哪些？

引导问题 2. 为了提高混悬剂的稳定性，混悬剂中常加入的附加剂有哪些？它们的作用机制分别是什么？

引导问题 3. 分析亲水性药物与疏水性药物在混悬剂的制备工艺中有何不同。

操作人：

【基础知识】

（一）混悬剂的基本理论与实验原理

1. 混悬剂

由难溶性固体药物以微粒的形式分散于液体介质中形成的液体制剂。分散相微粒的大小一般在 $0.5 \sim 10 \mu m$ 之间，分散介质多为水，也有植物油。混悬剂的临床应用广泛，在口服、外用、注射、滴眼、气雾以及长效制剂等剂型中都有应用。为了保证用药的安全性，毒剧药物或剂量太小的药物，不宜制成混悬剂。

混悬剂属于热力学和动力学不稳定体系，分散的固体微粒与未分散的大颗粒都具有自发的聚集和增长趋势，导致聚结或沉降现象。不稳定性是混悬剂在配方、生产和贮存中应该关注的重要问题。

2. 混悬剂稳定性的影响因素

（1）微粒的沉降　混悬剂中的微粒由于受重力作用，静置后会自然沉降，其沉降速度服从 Stokes 定律：

$$v = \frac{2r^2 \left(\rho_1 - \rho_2 \right) g}{9\eta}$$

式中，v 为沉降速度；r 为微粒半径；ρ_1 和 ρ_2 分别为微粒和介质的密度；g 为重力加速度；η 为分散介质的黏度。

由 Stokes 定律可见，混悬微粒沉降速度与微粒半径平方、微粒与分散介质密度差成正比，与分散介质的黏度成反比。为了使微粒沉降速度减小，增加混悬剂的稳定性，可采用以下措施：

① 尽可能减小微粒半径，采用适当方法将药物粉碎得愈细愈好。这是最有效的方法。

② 加入高分子助悬剂，既增加了分散介质的黏度，又减小微粒与分散介质之间的密度差，同时助悬剂被吸附于微粒的表面，形成保护膜，增加微粒的亲水性。

③ 混悬剂中加入低分子助悬剂如糖浆、甘油等，可减小微粒与分散介质之间的密度差，同时也增加混悬剂的黏度。

（2）微粒的荷电与水化　混悬微粒也可因解离或吸附而荷电，具有双电层结构，产生 ζ 电位。由于微粒带相同电荷的排斥作用和水化膜的存在，阻碍了微粒的合并，增加混悬剂的稳定性。当向混悬剂中加入少量电解质，则可改变双电层的结构和厚度，使混悬粒子聚结而絮凝。亲水性药物微粒除带电外，本身具有较强的水化作用，受电解质的影响较小，而疏水性药物混悬剂则不同，微粒的水化作用很弱，对电解质更为敏感。

（3）微粒的润湿　固体药物的亲水性强弱，能否被水润湿，与混悬剂制备的难易、稳定性大小关系很大。亲水性药物，制备时易被水润湿，易于分散，制成的混悬剂较稳定。疏水性药物，不能被水润湿，较难分散，可加入润湿剂改善疏水性药物的润湿性，从而使混悬剂易于制备并增加其稳定性。

（4）絮凝与反絮凝

絮凝：在混悬剂中加入适量的电解质，使ζ电位降低至一定数值，混悬微粒形成絮状聚集体，此过程称为絮凝。为此目的而加入的电解质称为絮凝剂。絮凝状态下的混悬微粒沉降虽快，但沉降体积大，沉降物不易结块，振摇后又能迅速恢复均匀的混悬状态。

反絮凝：向絮凝状态的混悬剂中加入电解质，使絮凝状态变为非絮凝状态的过程称为反絮凝。为此目的而加入的电解质称为反絮凝剂，反絮凝剂可增加混悬剂流动性，使之易于倾倒，方便应用。

（5）分散相的浓度和温度、结晶增大与转型也会影响混悬剂的稳定性。

3. 混悬剂的制备方法

分散法是将固体药物粉碎成大小适宜、粒度符合混悬剂质量要求的微粒，再根据主药性质加入适宜的稳定剂，混悬分散于分散介质中。如研磨粉碎。

凝聚法是借助物理或化学方法，将分子或离子状态的药物在分散介质中聚集，形成不溶性药物微粒从而制得混悬剂。如微粒结晶法、化学反应法。

4. 混悬剂的质量要求

① 混悬微粒细微均匀，微粒大小应符合该剂型的要求。

② 药物本身化学性质应稳定，有效期内药物含量符合要求。

③ 微粒沉降缓慢，口服混悬剂沉降体积比应不低于 0.90，沉降后不结块，轻摇后应能迅速分散。

④ 混悬剂的黏度应适宜，倾倒时不沾瓶壁；外用混悬剂应易于涂布，不易流散。

⑤ 不得有发霉、酸败、变色、异臭、异物、产生气体或其他变质现象；标签上应注明"用前摇匀"。

（二）专业英语

混悬剂	suspension	稳定剂	stabilizer
助悬剂	suspending agent		

【实训仪器设备与材料】

1. 材料

炉甘石、氧化锌、甘油、西黄蓍胶、三氯化铝、枸橼酸钠、硫酸锌、沉降硫、樟脑醑、5%苯扎溴铵溶液、聚山梨酯 80、纯化水、乙醇。

2. 仪器设备与规格型号

【实训内容】

（一）亲水性药物混悬剂的制备

1. 炉甘石洗剂四处方对比

处方一 　　　　　　　　　　　　　　（处方分析）

炉甘石	4g	（　　　　　）
氧化锌	4g	（　　　　　）
甘油	5mL	（　　　　　）
纯化水	加至 50mL	（　　　　　）

制法：

炉甘石洗剂的
制法（一）

处方二 　　　　　　　　　　　　　　（处方分析）

炉甘石	4g	（　　　　　）
氧化锌	4g	（　　　　　）
甘油	5mL	（　　　　　）
西黄蓍胶	0.25g（溶于 5mL 水中）	（　　　　　）
纯化水	加至 50mL	（　　　　　）

制法：

炉甘石洗剂的
制法（二）

处方三 　　　　　　　　　　　　　　（处方分析）

炉甘石	4g	（　　　　　）
氧化锌	4g	（　　　　　）
甘油	5mL	（　　　　　）
三氯化铝	0.25g（溶于 5mL 水中）	（　　　　　）
纯化水	加至 50mL	

炉甘石洗剂的
制法（三）

炉甘石洗剂的
制法（四）

制法：

处方四		（处方分析）	
炉甘石	4g	（	）
氧化锌	4g	（	）
甘油	5mL	（	）
枸橼酸钠	0.25g（溶于 5mL 水中）	（	）
纯化水	加至 50mL	（	）

制法：

2. 质量检查

（1）外观　观察上述各混悬剂的外观，并记录。

（2）沉降体积比的测定　将按四处方制成的炉甘石洗剂密塞，同时振摇 1 分钟，静置，记为开始时间，记录混悬液的初始高度 H_0，放置并记录各管在 5、10、30、60、90、120min 时沉降物的高度 H，按沉降体积比 $F=H/H_0$ 计算各放置时间的沉降体积比并记录。沉降体积比在 0～1 之间，其数值愈大，混悬剂愈稳定。

（3）重新分散试验　将上述各混悬剂静置 2h 后，倒置翻转（±180°为一次），记录将筒底沉降物重新分散所需翻转的次数。翻转的次数愈少，混悬剂重新分散性愈好。若始终未能重新分散，表示沉降物结块，亦应记录。

3. 注意事项

（1）炉甘石是指含有适量氧化铁的碱式碳酸锌或氧化锌，略带微红色，应用前应和氧化锌混合过 120 目筛。

（2）炉甘石与氧化锌为典型的亲水性药物，可以被水润湿，故先加入适量水和甘油研成细腻的糊状，使粉末被水分散，以阻止粉末的凝聚，振摇时易悬浮。加水的量以使之成糊状为宜。

（3）炉甘石四种处方分别应用了不同的稳定剂，其中的西黄蓍胶为高分子助悬剂；三氯化铝可降低颗粒间的 ζ 电位，使颗粒形成网状疏松的聚集体（絮凝），为絮凝剂；枸橼酸钠为反絮凝剂。

（4）配制四处方时应注意同法操作，加液量、研磨时间、力度应尽可能一致。

4. 作用与用途

用于急性瘙痒性皮肤病，如湿疹、痱子等。

（二）疏水性药物混悬剂的制备

1. 复方硫磺洗剂三处方对比

处方一 （处方分析）

硫酸锌	1.5g	（	）
沉降硫	1.5g	（	）
樟脑醑	12.5mL	（	）
甘油	5mL	（	）
纯化水	加至50mL	（	）

制法：

复方硫磺洗剂的
制法（一）

处方二 （处方分析）

硫酸锌	1.5g	（	）
沉降硫	1.5g	（	）
樟脑醑	12.5mL	（	）
甘油	5mL	（	）
5%苯扎溴铵溶液	0.2mL	（	）
纯化水	加至50mL		

制法：

复方硫磺洗剂的
制法（二）

处方三 （处方分析）

硫酸锌	1.5g	（	）
沉降硫	1.5g	（	）
樟脑醑	12.5mL	（	）
甘油	5mL	（	）
聚山梨酯80	0.125mL	（	）
纯化水	加至50mL	（	）

制法：

复方硫磺洗剂的
制法（三）

2. 质量检查

具体方法参见本项目"（一）亲水性药物混悬剂的制备"项下。

3. 注意事项

（1）硫黄有升华硫、精制硫和沉降硫三种，其中沉降硫颗粒最细，故本品选用沉降硫。

（2）硫黄为强疏水性物质，不易被水润湿，且表面吸附有空气，给制备混悬剂带来困难。但硫黄能被甘油润湿，故制备中应先加入润湿剂甘油充分研磨，使其吸附于微粒表面，增加亲水性，利于硫黄的分散。

（3）樟脑醑为非水溶剂，遇水易析出樟脑晶体，配制时樟脑醑应以细流缓缓加入并迅速搅拌，以防止樟脑醑因骤然改变溶剂而析出大颗粒。制剂配好后不要大力振摇，轻轻晃动即可。

（4）聚山梨酯 80、苯扎溴铵为表面活性剂，能有效降低药物颗粒和分散介质的界面张力，减少颗粒聚集，提高混悬剂的稳定性。

4. 作用与用途

有收敛、防腐和杀螨作用。用于痤疮、疥疮、皮脂溢出等。

【实训结果与讨论】

1. 外观

炉甘石洗剂：

复方硫磺洗剂：

2. 沉降体积比的测定及重新分散实验

（1）将炉甘石洗剂各处方沉降体积比测定结果填入表 2-1，比较几种稳定剂的作用。

表 2-1　炉甘石洗剂各处方沉降体积比与时间的关系

项目		处方							
		1		2		3		4	
		H	F	H	F	H	F	H	F
时间/min	5								
	10								
	30								
	60								
	90								
	120								
重新分散次数									

讨论：

（2）将复方硫磺洗剂各处方沉降体积比测定结果填入表 2-2，比较几种稳定剂的作用。

表 2-2 复方硫磺洗剂各处方沉降体积比与时间的关系

项目		处方					
		1		2		3	
		H	F	H	F	H	F
时间/min	5						
	10						
	30						
	60						
	90						
	120						
重新分散次数							

讨论：

【反思】

实验操作人：

项目四　乳剂的制备

素质目标

1. 培养学生精益求精的职业精神，树立科学严谨的工作理念。
2. 培养学生作为药学工作者的社会责任感和职业道德感。
3. 培养学生实事求是、守正创新的工作态度。

知识目标

1. 掌握乳剂的一般制备方法及乳剂类型的鉴别。
2. 熟悉乳剂的基本制备工艺流程。
3. 熟悉乳剂的一般质量评定方法。

岗位目标

1. 正确进行处方分析。
2. 正确进行质量评定。
3. 遵守安全生产、规范操作的劳动纪律。

【预习任务单】

引导问题 1. 影响乳剂成败的关键性因素有哪些？

引导问题 2. 影响乳剂稳定性的因素有哪些？

引导问题 3. 乳剂的类型主要取决于什么因素？有哪些方法可判断乳剂的类型？

操作人：

【基础知识】

（一）乳剂的基本理论与实验原理

乳剂是指两种互不相溶的液体混合，其中一种液体以液滴形式分散于另一种液体中形成的非均相分散体系。形成的液滴的一相称为内相、不连续相或分散相；包在液滴外面的一相称为外相、连续相或分散介质。分散相的直径一般在 $100\sim500nm$。乳剂属于热力学不稳定体系，需加入乳化剂使其稳定。乳剂因内、外相不同，分为水包油（O/W）型和油包水（W/O）型等类型。通常可用稀释法和染色镜检等方法进行鉴别。

乳剂由水相、油相和乳化剂组成，其形成的主要条件有提供乳化所需要的能量，加入适宜的乳化剂，具有适当的相比。乳剂的制备方法有很多，比如：干胶法、湿胶法、新生皂法、两相交替加入法、机械法等。在实验室小剂量制备中，可在乳钵中研磨制备或在具塞瓶中振摇制备。在企业大量生产中，多采用乳匀机、高速搅拌机、胶体磨制备。

（二）专业英语

| 乳剂 | emulsion | 稳定剂 | stabilizer |
| 乳化剂 | emulsifier | | |

【实训仪器设备与材料】

1. 材料

液体石蜡、阿拉伯胶、纯化水、鱼肝油、植物油、氢氧化钙溶液。

2. 仪器设备与规格型号

［托盘天平、乳钵、烧杯（250mL、100mL）、量筒（10mL）、玻璃棒、滴管、量杯（50mL）、投料瓶等。］

【实训内容】

（一）液体石蜡乳的制备

1. 处方　　　　　　　　　　　　　　　　　　　　（处方分析）

| 液体石蜡 | 12mL | （　　　） |
| 阿拉伯胶 | 4g | （　　　） |

| 纯化水 | 加至 30mL | (|) |

(1) 干胶法

制法：

(2) 湿胶法

制法：

液体石蜡乳的
制法（一）

液体石蜡乳的
制法（二）

2. 外观性状记录

观察液体石蜡乳的外观，并记录到［实训结果与讨论］。

3. 注意事项

（1）干胶法适用于细粉乳化剂。湿胶法选用的乳化剂可以不是细粉，但应能制得胶浆，湿胶法所用的胶浆（胶与水的比例为 1：2）应提前制好，备用。

（2）制备初乳时，干胶法应选用干燥乳钵，油相与胶粉（乳化剂）充分研匀后，按照油：胶：水＝3：1：2 比例一次性加水，迅速沿同一方向旋转研磨，否则不易形成 O/W 型乳剂，或形成后也不稳定。

（3）在制备初乳时添加水量过多，则外相水液的黏度较低，不利于油分散成油滴，制得的乳剂也不稳定，易破乳。

（4）在准备时，必须待初乳形成后，方可加水稀释。

4. 作用与用途

本品为轻泻剂，用于治疗便秘，尤其适用于高血压、动脉瘤、痔、疝气及术后便秘的患者，可以减轻此类患者排便的痛苦。

（二）鱼肝油乳的制备

1. 处方　　　　　　　　　　　　　（处方分析）

鱼肝油	30mL	(	)
阿拉伯胶粉	7.5g	(	)
甘油	1mL	(	)
羟苯乙酯溶液（5%）	1mL	(	)
单糖浆	5mL	(	)
纯化水	加至 60mL	(	)

鱼肝油乳的制法

制法：_____

_____

_____

2. 外观性状记录

观察鱼肝油乳的外观，并记录到［实训结果与讨论］。

3. 注意事项

（1）乳钵使用前要求干燥，初乳的油∶水∶胶的比例为 4∶2∶1。

（2）加入水后应沿同一方向研磨，直至出现噼啪声和鱼尾纹，即成初乳。

（3）鱼肝油乳为 O/W 型乳剂。初乳从乳钵向量杯转移要完全，转移后分次用少量纯化水冲洗乳钵，并转移至量杯，尽量保证初乳转移完全。

4. 作用与用途

本品用作治疗维生素 A 与维生素 D 缺乏的辅助剂，以及用于补充人体所需的维生素 D。

（三）石灰搽剂的制备

1. 处方　　　　　　　　　　　　　　（处方分析）

| 植物油 | 10mL | （　　　） |
| 氢氧化钙饱和水溶液 | 10mL | （　　　） |

制法：_____

_____

_____

石灰搽剂的制法

2. 外观性状记录

观察石灰搽剂的外观，并记录到［实训结果与讨论］。

3. 注意事项

（1）石灰搽剂是 W/O 型乳剂，氢氧化钙与植物油中所含的少量游离脂肪酸进行皂化反应形成的钙皂（新生皂）作乳化剂，再乳化植物油而制得。

（2）植物油可为菜籽油、麻油、花生油、棉籽油等。

（3）石灰搽剂制备方法为新生皂法，在振摇过程中，初乳形成过程溶液流动声音由哐当声变为无声。

4. 作用与用途

本品用于轻度烫伤，具有收敛、止痛、润滑、保护等作用。

【实训结果与讨论】

1. 外观性状

液体石蜡乳：

鱼肝油乳：

石灰搽剂：

2. 质量检查

乳剂的给药途径不同，其质量要求也各不相同，乳剂的基本质量评价如下。

（1）乳剂的粒径大小　乳剂的粒径大小是衡量乳剂质量的重要指标，常用的测定方法如下。

① 显微镜法：用光学显微镜可测定粒径范围 $0.2\sim100\mu m$ 的粒子，测定粒子数不少于 600 个。

② 库尔特计数器法：库尔特计数器可测定粒径范围为 $0.6\sim150\mu m$ 的粒子和粒度分布。

③ 激光散射法：样品制备容易，测定速度快，可测定 $0.01\sim2\mu m$ 范围的粒子，适用于静脉乳剂的测定。

④ 透射电镜法：可测定粒子大小及分布，观察粒子形态。测定的粒子范围为 $0.01\sim20\mu m$。

（2）分层现象观察　分层的快慢是衡量乳剂稳定性的重要指标。为了在短时间内观察乳剂的分层，用离心法加速分层，将乳剂置于 10cm 离心管中以 3750 r/min 的速度离心 5 小时，相当于放置一年的自然分层效果。

（3）乳滴合并速度测定　乳滴合并速度符合一级动力学规律，即

$$\lg N = -\frac{Kt}{2.303} + \lg N_0$$

式中，N、N_0 分别为 t 和 t_0 时间的乳滴数；K 为合并速度常数；t 为时间。测定随时间 t 变化的乳滴数 N，求出合并速度常数 K，可估算乳滴合并速度，用以评价乳剂的稳定性。

（4）稳定常数　乳剂离心前后的光密度变化百分率称为稳定常数，用 K_e 表示，即

$$K_e = \frac{(A_0 - A)}{A_0} \times 100\%$$

式中，A_0 为未离心乳剂稀释液的吸光度；A 为离心后乳剂稀释液的吸光度。

测定时，取乳剂适量于离心管中，以一定速度离心一定时间，从离心管底部取出少量乳剂，稀释后，用比色法在可见光波长下测定吸光度 A，同法测定原乳剂稀释液的吸收光度 A_0，计算 K_e。离心速度和检测波长的选择可通过试验确定。K_e 值愈小，则乳剂愈稳定。

3. 乳剂类型鉴别

方法：

（1）稀释法　取试管 2 支，分别加入乳剂各 1 滴，加入纯化水 5mL，振摇混合，观察混匀情况，能在水中分散均匀的为 O/W 型乳剂，反之为 W/O 型乳剂。

（2）染色镜检法　用玻璃棒蘸取乳剂少许，分别涂于载玻片上，用亚甲蓝溶液（水溶性染料）和苏丹Ⅲ溶液（油溶性染料）分别染色一次，并在显微镜下观察着色情况。使亚甲蓝溶液均匀分散的为 O/W 型乳剂，使苏丹Ⅲ溶液均匀分散的为 W/O 型乳剂，由此可判断乳剂所属类型。

结果：

将液体石蜡乳、鱼肝油乳和石灰搽剂三种乳剂类型鉴别结果记录于表 2-3。

表 2-3　三种乳剂类型鉴别结果

比较项目	液体石蜡乳		鱼肝油乳		石灰搽剂	
	内相	外相	内相	外相	内相	外相
亚甲蓝染色						
苏丹Ⅲ染色						
乳剂类型						

4. 实验讨论

【反思】

实验操作人：

模块三　无菌制剂的制备

项目一　小容量注射剂的制备

素质目标

1. 培养学生精益求精的职业精神，树立科学严谨的工作理念。
2. 培养学生作为药学工作者的社会责任感和职业道德感。
3. 培养学生实事求是、守正创新的工作态度。

知识目标

1. 掌握注射剂的制备方法及工艺过程中的操作要点。
2. 熟悉安瓿剂灌封原理与方法。
3. 熟悉安瓿剂的漏气检查及澄明度检查方法。
4. 了解普鲁卡因注射剂的有关化学性质。

岗位目标

1. 正确进行制备及灌封。
2. 正确进行质量评定。
3. 遵守安全生产、规范操作的劳动纪律。

【预习任务单】

引导问题 1. 小容量注射剂的质量要求有哪些?

引导问题 2. 小容量注射剂的制备工艺具体是什么?

引导问题 3. 安瓿瓶的熔封要点是什么?

操作人：

【基础知识】

（一）小容量注射剂的基本理论与实验原理

1. 注射剂

注射剂是指药物与适宜的溶剂或分散介质制成的供注入体内的溶液、乳状液或混悬液及供临用前配制或稀释成溶液或混悬液的粉末或浓溶液的无菌制剂。《中国药典》（2025 年版）把注射剂分为注射液、注射用无菌粉末和注射用浓溶液三类。

注射液是药物制成的供注入体内的无菌溶液型注射液、乳状液型注射液或混悬型注射液。可用于肌内注射、静脉滴注、静脉注射等。混悬型注射液是指水难溶性药物或为延效给药的药物，制成水或油的混悬型注射剂，供肌内注射。《中国药典》（2025 年版）规定：混悬型注射液药物的粒度应控制在 $15\mu m$ 以下，含 $15\sim20\mu m$（间有个别 $20\sim50\mu m$）者不应超过 10%。不得用于静脉注射与椎管注射。如醋酸可的松注射液、鱼精蛋白锌胰岛素注射液等。

注射用无菌粉末，又称为粉针剂，是指将供注射用的无菌粉末状药物装入安瓿或其他适宜容器中，临用前用适当的注射用溶剂溶解或混悬后使用的制剂。如青霉素、阿奇霉素、链霉素、α-糜蛋白酶等均可制成注射用无菌粉末。

注射用浓溶液是指药物制成的为供临用前稀释后注射的无菌浓溶液。

2. 注射剂的特点

注射剂是目前临床应用最广泛的剂型之一，它具有下列特点：

（1）作用迅速可靠　注射剂的药液直接注入组织或血管，所以吸收快，作用迅速。尤其是静脉注射，往往注射结束，血药浓度即达最大值，故特别适用于危重患者的抢救或提供能量。注射剂由于不经过胃肠道，不受消化液及食物的影响，无肝脏首过效应，因此作用可靠，易于控制。

（2）适用于不宜口服的药物　某些药物，如青霉素或胰岛素可被消化液破坏，庆大霉素口服不易吸收，所以这些药物制成注射剂才能发挥疗效。

（3）适用于不能口服给药与禁食的患者　对于昏迷、肠梗阻、严重呕吐等无法进食的患者和术后需禁食的患者，可以注射给药和补充高能营养，以达到治疗和维持患者生命的作用。

（4）产生局部定位作用　局部麻醉药可以产生局部定位作用，有些药物还可用注射方式延长药物的作用，也可用于疾病诊断等。

（5）产生定向　脂质体或静脉乳剂在肝、脾等器官分布较多，可产生定向作用。

注射剂与其他剂型相比也存在不足之处：①注射剂不如口服给药安全，注射剂一经注入体内，药物起效快，容易产生不良反应，需严格控制用药；②用药不方便且产生较强的痛感；③工艺复杂，有严格的质量要求，必须具备相应的生产条件和设备，生产成本高。

3. 注射剂的给药途径

目前，临床采用的注射剂的给药途径主要有皮内注射、皮下注射、肌内注射、静脉注射、脊椎腔注射等。给药途径不同，注射剂的要求不同，作用与特点也不一样。

（1）皮内注射

注射于表皮和真皮之间，一次注射量在0.2mL以下，常用于药物过敏试验或疾病诊断，如青霉素皮试液、白喉诊断毒素等。

（2）皮下注射

注射于真皮和肌肉之间的软组织内，一般用量为1～2mL。皮下注射剂主要是水溶液，如胰岛素注射液、疫苗等。由于皮下感受器官较多，具有刺激性的药物应尽量避免皮下注射。

（3）肌内注射

注射于肌肉组织中，一次剂量在5mL以下，药物吸收较皮下注射快。水溶液、油溶液、混悬液、乳浊液均可肌内注射。

（4）静脉注射

静脉注射分静脉推注和静脉滴注，前者用量小，一般在5～50mL之间，后者用量大，可多至数千毫升。其药效最快，常用于急救、补充体液和提供营养。静脉注射剂多为水溶液，平均粒径小于$1\mu m$的乳浊液也可静脉注射，油溶液和混悬型注射液不宜静脉注射。静脉注射剂中不得添加抑菌剂。

（5）脊椎腔注射

系将药物注入脊椎四周蛛网膜下腔内，一次剂量一般在10mL以下。由于神经组织比较敏感，脊椎液缓冲容量小，循环又较慢，所以用于脊椎腔的注射剂必须等渗，pH应与脊椎液相当。

4. 注射剂的质量要求

注射剂由于直接注入体内，为了保证用药安全性，质量要求比其他剂型更严格，包括注射剂的处方设计、原辅料的选择、生产工艺、生产过程控制以及产品质量检查。注射剂在处方设计与原辅料选择时应经必要的动物试验，考察主药、附加剂、容器等的安全性，以及产品的物理、化学稳定性，在生产与贮存期间应防止药液变质，防止微生物、热原、微粒等的污染。注射剂的质量必须符合下列要求：

（1）无菌

注射剂应不得含有任何活的微生物，按《中国药典》（2025年版）无菌检查法检查，应符合规定。

（2）无热原

无热原是注射剂的重要质量指标，供静脉用注射剂按照《中国药典》（2025年版）细菌内毒素检查法或热原检查法检查，应符合规定。

（3）pH

注射剂的pH要求与血液相等或接近（血液pH7.4），一般控制在

pH4～9 的范围内。

（4）渗透压

注射剂要有一定的渗透压，一般情况下，其渗透压要求与血浆的渗透压相等或接近，静脉输液应尽可能与血液等渗。

（5）可见异物

《中国药典》（2025 年版）规定溶液型注射液、注射用浓溶液均不得检出可见异物；混悬型注射液不得检出色块、纤毛等可见异物。溶液型静脉用注射液、注射用无菌粉末及注射用浓溶液，除另有规定外，必须检查不溶性微粒，均应符合药典规定。

（6）安全性

注射剂不应引起毒性反应或对组织产生过度的刺激。特别是非水溶剂及一些附加剂，必须安全无害，不得影响疗效和注射剂的质量，并避免对检验产生干扰。有些注射液还要检查降压物质，必须符合规定以保证用药安全。

（7）稳定性

注射剂按要求应具有一定的物理稳定性、化学稳定性与生物学稳定性，确保在贮存期内药效不发生变化。

（8）其他

注射剂中有效成分含量、降压物质、杂质限度和装量差异限度检查等，均应符合药品标准。

（二）专业英语

注射剂　　　　　　　　　　　injection

【实训仪器设备与材料】

1. 材料

盐酸普鲁卡因、氯化钠、玻璃印油、注射用水。

2. 仪器设备与规格型号

【实训内容】

（一）盐酸普鲁卡因注射剂的制备

1. 处方　　　　　　　　　　　　　　　　（处方分析）

盐酸普鲁卡因　　　　　0.01g　　　　　　　（　　　　）

氯化钠	0.16g	(	)
盐酸（0.1mol/L）	适量	(	)
注射用水	加至 20mL	(	)

制法：_____

盐酸普鲁卡因
注射剂的制法

2. 注意事项

（1）本品为局麻药，用于封闭疗法、浸润麻醉和传导麻醉。

（2）本品为酯类药物，极易水解。水解产物无明显麻醉作用，并继续脱酸、氧化成有色物质。故保证本品稳定性的关键是调节 pH 在 3.5～5.0；灭菌温度不宜过高，时间不宜过长。

（3）氯化钠用于调节等渗，还有增加溶液稳定性的作用。

（4）对于极少数有过敏反应的患者，用药前需询问患者过敏史或做皮试。

（二）安瓿剂的制备

1. 熔封练习

（1）封口方法　拉丝封口。

（2）具体操作　每人练习 20 支空安瓿瓶，分为 5—10—5 三次练习。

2. 空安瓿瓶的洗涤

每人取 15 支空安瓿瓶用纯化水、新鲜注射用水先后分别冲洗 3 次，甩干后或干燥灭菌后备用。

3. 盐酸普鲁卡因注射剂的封装

取 15 支干燥好的空安瓿，每支装 2mL 盐酸普鲁卡因注射液（用定量器定量），进行封口（拉丝封口）。

安瓿瓶的熔封
操作要点

4. 注意事项

①态度端正，认真练习。②如果火焰不交叉或不好，主动联系老师，切勿在不懂的情况下独自操作，注意安全。③镊子夹安瓿头后必须放入水中冷却，切勿对人对己。④安瓿做好后只能放入废的安瓿盒里，不得放入未用的安瓿盒中。⑤在拉丝封口过程中上部玻璃移去要快，下部稍稍停顿，不得停顿过久，避免产生大泡，如果下部移去过快，则易出现"小鸟头"。

5. 注射剂的要求和检查项目

（1）要求　无"小鸟头"，无气泡，无拉丝，圆整光滑。

（2）质量检查

① 外观检查。

② 漏气检查　将含药安瓿插入有色水中，观察药液是否染色；如染色，则漏气不合格。

③ 澄明度检查　目测法（灯检）。

6. 注意事项

（1）注射剂是指将药物制成供注入体内的灭菌溶液、乳状液或混悬液，以及供临用前配成溶液或混悬液的无菌粉末或浓溶液。注射剂可分为注射液、注射用无菌粉末、注射用浓溶液。

（2）实训过程要考虑处方中药物的稳定性（物理、化学和生物学稳定性）、安全性和有效性，考虑实训室和生产车间在制备过程中的差异，还要考虑实训过程中的拉丝封口的方法和环境的要求。

（3）本实训主要分两个阶段：①盐酸普鲁卡因注射剂的制备以及质量检查；②熔封练习，主要是学习安瓿的封口。

【实训结果与讨论】

1. 外观

盐酸普鲁卡因注射剂的制备：

_____

_____

_____

_____

安瓿剂的制备：

_____

_____

_____

_____

2. 实验讨论

（1）安瓿封口有哪些不合格的现象？

（2）何谓注射用水？主要的制备方法有哪些？

（3）安瓿剂制备要点是什么？

【反思】

实验操作人：

项目二　大容量注射剂的制备

素质目标

1. 培养学生科学严谨的态度，严格执行 SOP 操作，养成实验记录完整、可追溯的职业习惯。

2. 培养学生的安全生产意识，熟悉制药设备紧急停机处理流程。

3. 培养学生团队协作能力，在灌装联动线中能完成岗位分工与交接确认，参与模拟 GMP 审计小组检查。

知识目标

1. 掌握大容量注射剂配制、过滤、灌装、灭菌等工艺环节。

2. 熟悉 GMP 对大容量注射剂生产的关键要求（如厂房设计、设备验证等）。

3. 了解吹灌封一体化（BFS）输液技术的原理及优势。

岗位目标

1. 能识别生产过程中的潜在污染源（如人员、物料、设备等）。

2. 能完成大容量注射剂配制过程中药物的称量、溶解、过滤标准化操作。

3. 能使用灯检仪进行可见异物检查（符合《中国药典》灵敏度要求）。

【预习任务单】

引导问题 1. 查阅《中国药典》（2025 年版）中"大容量注射剂"相关内容，大容量注射剂质控项目有哪些？

引导问题 2. 查阅《中国药典》（2025 年版）中"大容量注射剂"相关内容，解释"可见异物检查"项中"合格标准"的物理意义。

引导问题 3. 在灌装过程中观察到瓶口存在雾沫现象，可能影响澄明度，若采用氮气置换工艺，需注意哪些关键控制点？

操作人：

【基础知识】

（一）大容量注射剂的基本理论与实验原理

1. 大容量注射剂

大容量注射剂（large volume parenteral，LVP）通常指的是容积大于100mL的无菌药物制剂，在临床上广泛用于输液、营养支持和药物治疗。由于其在制备、贮存和使用过程中的复杂性，《药品生产质量管理规范》（GMP）对大容量注射剂的生产设定了一系列关键要求。

2. 大容量注射剂的制备

（1）原材料的选择与控制

药用原料：选择合格的药材和辅料，确保其质量符合《中国药典》的标准。

供货商审查：对供应商进行资格审查，确保原料的稳定性和一致性。

（2）处方设计

处方开发：在符合药效和安全性的基础上，设计合理的配方，确定有效成分和辅料的用量。

物理化学性质：评估制剂的溶解度、稳定性和相容性，以确保制剂的有效性和安全性。

（3）无菌操作区域的准备

洁净室环境：在符合GMP标准的洁净室中进行制备，环境需要满足特定的空气洁净要求。

设备消毒：确保工作台、器具和设备经过有效消毒，避免引入污染物。

（4）溶液制备

溶解：在控制的温度和搅拌速度下，逐步加入辅料、药物，制备均匀的溶液。

pH调节：根据药品要求调整溶液的pH，以提高其稳定性和生物兼容性。

（5）过滤与灭菌

微生物过滤：通过$0.22\mu m$滤膜对溶液进行过滤，以去除微生物和颗粒。

灭菌：根据药物特性选择热灭菌或辐射灭菌等合适的方法，确保制剂的无菌性。

（6）灌装

无菌灌装：在无菌环境下将经过灭菌的溶液灌装到容器中，通常使用自动灌装机。

密封：确保容器密封完好，防止后续污染。

（7）冷却与贮存

冷却过程：灌装后的制剂需在合适的温度条件下冷却，以保护药物的稳定性。

贮存条件：根据药物要求，贮存在适宜温度和湿度的环境中。

（8）质量控制

产品检测：对制剂进行全面的质量检测，包括无菌检查、含量测定、pH、颗粒度、稳定性等。

记录与追踪：建立详细的生产记录以便于追踪和审核。

3. 大容量注射剂的质量检查

大容量注射剂的质量检查是确保药物在生产、贮存和使用过程中的安全性、有效性和质量稳定性的重要环节。以下是大容量注射剂质量检查的主要内容及其方法。

（1）外观检查　外观检查是对大容量注射剂的第一步检查，主要包括以下几个方面。

颜色：检查注射剂的颜色是否均匀，是否出现异常色泽（如浑浊、上层油、水分分离等）。

清晰度：确保注射剂无沉淀物或可见颗粒，保持透明或适当的雾化状态。

气泡：检查瓶内是否有气泡，气泡过多可能影响药物的溶解性或引发其他问题。

（2）理化性质检查

pH：测量注射剂的pH，确保在药物配方的标准范围内，通常通过pH计进行测量。

渗透压：某些大容量注射剂对渗透压有特定要求，通过渗透压计测量以确保与生理液体相似。

密度：测量注射液的密度，以确保符合配方要求的一致性。

（3）含量测定

药物含量测定：通过高效液相色谱（HPLC）、气相色谱（GC）或紫外-可见分光光度法，对有效成分的含量进行定量分析，确保其在规定的范围内。

纯度检查：检测制剂中可能的杂质，杂质可能影响最终产品的有效性和安全性。

（4）无菌检测　无菌检测是专门针对注射剂的关键质控环节，通常采用以下方法。

培养基法：将制剂样本注入适宜的无菌培养基中，观察是否有微生物生长。

过滤法：利用$0.22\mu m$的过滤器过滤药液，并在过滤后对原样和滤后样品进行微生物检测。

（5）热原/细菌内毒素检查　如表3-1所示。

表 3-1 热原/细菌内毒素的检查方法及标准要求

方法	适用情况	标准要求
鲎试剂法	经典方法	阳性对照成立,供试品≤0.5EU/mL
重组C因子法	适用于含干扰物的样品	阳性对照成立,供试品≤0.5EU/mL
家兔法	作为最终仲裁方法	无发热反应

（二）专业英语

大容量注射剂	large volume parenteral
过滤	filtration
注射用水	water for injection （WFI）
灭菌	sterilization
热原	pyrogen
澄明度	clarity

【实训项目】

终端灭菌大容量注射液的制备的仿真训练。

【实训仪器设备与材料】

计算机软件：药品生产GMP虚拟实训仿真平台（南京药育智能科技有限公司）。

【实训内容】

1. C级洁净区更衣

（1）换鞋间换鞋。

（2）更衣（按顺序）。

（3）洗手，严格按照清洁SOP进行。

（4）烘手。

（5）检查C级洁净区一更静压差并记录。

（6）进入洁净区更衣前首先将一般工作鞋更换为洁净鞋。

（7）按顺序脱掉一般工作服并暂存。

（8）进入二更更衣前，再次洗手、烘手，保证手部清洁无菌。

（9）用肘部将无菌更衣室门推开，进入二更后用肘部将门关闭。

（10）按照C级洁净服更衣流程更衣。

（11）进入缓冲间喷淋双手消毒。

2. 称量

（1）进入办公室，联系质量管理员核对当前生产所属文件。

（2）更衣进入洁净区。

（3）生产前检查：检查清场合格证，确认生产现场在清洁有效期内；确认生产现场无与本批生产无关物品；所用设备设施表面清洁无残留；确认电子秤、电子天平、压差计在校验有效期内，压差计读数符合要求；检查压差计校验合格证，读取压差计数值；确认地漏已清洁消毒；车间生产洁具容器已消毒；生产现场确认完毕，填写生产前检查表格。

（4）联系物料管理员。

（5）到原辅料包材暂存间确认物料标签，推动小推车到缓冲间。

（6）先领取物料到称量间，进行称量操作。

（7）称量前对电子秤进行校验；填写衡器使用记录，开启称重层流罩，等待自净。

（8）电子秤校验调零去皮后，确认物料外包装、合格证以及标签，开始称重。

（9）称重复核人复核。

（10）关闭称重层流罩。

（11）联系 QA 检查。

（12）填写称重物料标签、称重记录，返还剩余物料并登记。

（13）开始清场操作。

（14）清洁完毕，开始进行消毒操作。

（15）填写清场合格证正本、副本。

（16）QA 检查清场合格证。

（17）清场结束，填写清场记录。

（18）将清场合格证（副本）放入生产现场状态标识。

（19）确认更改生产现场状态标志。

3. 上瓶

（1）进入办公室，从质量管理员处获取生产文件。

（2）更衣进入洁净区。

（3）生产前检查：检查清场合格证，检查设备状态，车间生产洁具容器已消毒，检查地面有无残留物，检查滤芯状态，填写压差记录表，检查温湿度表，确认地漏已清洁消毒，检查桌面有无遗留物。

（4）更改生产状态标识。

（5）填写生产前检查记录。

（6）联系物料管理员。

（7）前往暂存间检查输液瓶标签，转移至上瓶间。

（8）更改上瓶机状态标识，通知洗瓶岗位。

（9）拆除输液瓶外包装，转移至上瓶机。

（10）打开上瓶机电源，启动；打开外洗机电源，打开清洁水，启动。

（11）结束后关闭外洗机、上瓶机。

（12）通知 QA 检查。

（13）填写生产记录。

（14）更改生产现场状态标志。

（15）开始清场操作。

（16）通知 QA 确认清场、下达清场合格证，并将清场合格证副本放入生产现场状态牌内。

（17）更改生产现场状态标志、仪器设备状态标志。

（18）填写清场记录，离开车间。

4. 粗洗瓶

（1）进入办公室，从质量管理员处获取生产文件。

（2）更衣进入洁净区。

（3）生产前检查：检查清场合格证，检查设备状态，车间生产洁具容器已消毒，检查地面有无残留物，检查滤芯状态，填写压差记录表，检查温湿度表，确认地漏已清洁消毒，检查桌面有无遗留物。

（4）更改生产状态标识。

（5）填写生产前检查记录。

（6）更改设备状态标识牌。

（7）打开粗洗控制面板，打开电源，打开空运转检查运转状态，关闭空运转。

（8）通知上瓶岗位进瓶，通知精洗岗位。

（9）打开纯化水，打开压缩空气，打开超声，打开自动清洗。

（10）待连续清洗完成，关闭自动清洗，关闭超声，关闭压缩空气，关闭纯化水，打开排水，待排水完成关闭排水阀，关闭电源。

（11）通知 QA 检查。

（12）填写生产记录。

（13）更改生产状态标识。

（14）开始清场操作。

（15）通知 QA 确认清场下达清场合格证，并将清场合格证副本放入生产现场状态牌内。

5. 精洗

（1）进入办公室，从质量管理员处获取生产文件。

（2）更衣进入洁净区。

（3）生产前检查：检查清场合格证，检查设备状态，车间生产洁具容器已消毒，检查地面有无残留物，检查滤芯状态，填写压差记录表，检查温湿度表，确认地漏已清洁消毒，检查桌面有无遗留物。

（4）更改生产状态标识。

（5）填写生产前检查记录。

（6）更改设备状态标识牌。

（7）打开隧道烘箱电源，打开洗瓶机电源，打开隧道烘箱风机、升温、冷却、温控报警。

（8）通知瓶粗洗岗位进瓶，通知罐装岗位准备接收。

（9）打开洗瓶机纯化水、注射用水、压缩空气、超声、自动清洗。

（10）取样检查，打开隧道烘箱自动输液瓶。

（11）检查输液瓶干燥效果。

（12）通知 QA 检查，合格后打开自动输液瓶。

（13）生产结束后，关闭自动输液瓶、温控报警、冷却、升温，关闭洗瓶机自动清洗、超声、压缩空气、注射用水、纯化水阀，关闭洗瓶机电源，关闭隧道烘箱电源风机、电源。

（14）填写生产记录。

（15）更改生产现场状态标志。

（16）开始清场操作。

（17）通知 QA 确认清场，下达清场合格证，并将清场合格证副本放入生产现场状态牌内。

（18）更改生产现场状态标志，更改仪器设备状态标志。

（19）填写清场记录，离开车间。

6. 胶塞清洗

（1）进入办公室，从质量管理员处获取生产文件。

（2）更衣进入洁净区。

（3）生产前检查：检查清场合格证，检查设备状态，车间生产洁具容器已消毒，检查地面有无残留物，检查滤芯状态，填写压差记录表，检查温湿度表，确认地漏已清洁消毒，检查桌面有无遗留物。

（4）更改生产状态标识。

（5）填写生产前检查记录。

（6）更改设备状态标识牌。

（7）联系物料管理员领取胶塞。

（8）至暂存间检查胶塞。

（9）周转胶塞至清洗间。

（10）打开胶塞清洗机控制面板。

（11）打开电源、真空、纯化水、注射用水、蒸汽、冷却水；打开真空吸料，关闭真空吸料；打开自动清洗，关闭自动清洗；打开出料，关闭出料；打印灭菌图谱。

（12）关闭冷却水、蒸汽、注射用水、纯化水、真空、电源。

（13）通知 QA 检查。

（14）悬挂物料标签。

（15）填写生产记录。

（16）通知罐装岗位。

（17）拿取胶塞周转桶。

（18）运至罐装车间，做胶塞交接。

（19）更换生产状态标识。

（20）开始清场操作。

（21）通知 QA 确认清场，下达清场合格证，并将清场合格证副本放入生产现场状态牌内。

（22）更改生产现场状态标志，更改仪器设备状态标志。

（23）填写清场记录，离开车间。

7. 滤芯完整性检测

（1）进入办公室，从质量管理员处获取生产文件。

（2）更衣进入洁净区。

（3）进入检验室按顺序安装滤芯。

（4）连接压缩空气软管。

（5）连接测试仪软管。

（6）打开仪器电源。

（7）检查打印纸。

（8）打开压缩空气阀门。

（9）检查压缩空气压力。

（10）开启仪器界面测试。

（11）点击"泡点"按钮。

（12）选择"基本泡点测试"。

（13）测试结束打印测试记录。

（14）关闭压缩空气阀门。

（15）排气。

（16）关闭仪器电源。

8. 配液

（1）进入办公室，从质量管理员处获取生产文件。

（2）更衣进入洁净区。

（3）生产前检查：检查清场合格证，检查设备状态，车间生产洁具容器已消毒，检查地面有无残留物，检查滤芯状态，填写压差记录表，检查温湿度表，确认地漏已清洁消毒，检查桌面有无遗留物。

（4）更改生产状态标识。

（5）填写生产前检查记录。

（6）更改设备状态标识牌。

（7）在暂存间核对物料标签。

（8）转运物料至配液间。

（9）打开配液罐控制面板。

（10）使用标准砝码进行称重校验。

（11）打开注射用水，完成后关闭。

（12）打开搅拌桨。

（13）投料，加水。

（14）从配液罐取样测定 pH。

（15）打开注射用水定容。

（16）加入针用活性炭，打开循环过滤。

（17）取样检查可见异物。

（18）中间体送检。

（19）通知 QA 检查。

（20）待送检通知合格，关闭循环过滤，关闭搅拌桨，打开药液输送，关闭药液输送。

（21）悬挂物料标签。

（22）填写生产记录。

（23）更改生产现场状态标志。

（24）开始清场操作。

（25）通知 QA 确认清场，下达清场合格证，并将清场合格证副本放入生产现场状态牌内。

（26）更改生产现场状态标志，更改仪器设备状态标志。

（27）填写清场记录，离开车间。

9. 罐装加塞

（1）进入办公室，从质量管理员处获取生产文件。

（2）更衣进入洁净区。

（3）生产前检查：检查清场合格证，检查设备状态，车间生产洁具容器已消毒，检查地面有无残留物，检查滤芯状态，填写压差记录表，检查温湿度表，确认地漏已清洁消毒，检查桌面有无遗留物。

（4）更改生产状态标识。

（5）填写生产前检查记录。

（6）更改设备状态标识牌。

（7）打开输液瓶罐装机，打开百级层流，自净。

（8）检查输液罐状态，检查胶塞状态，打开空运转，确认正常后关闭，打开药液阀门。

（9）通知洗瓶岗位进瓶。

（10）胶塞投料。

（11）自动罐装装量确认。

（12）取样瓶异物检查。

（13）通知 QA 检查，通知轧盖岗位。

（14）打开自动罐装。

（15）更改生产现场状态标志。

（16）开始清场操作。

（17）通知 QA 确认清场，下达清场合格证，并将清场合格证副本放入生产现场状态牌内。

（18）更改生产现场状态标志，更改仪器设备状态标志。

（19）填写清场记录，离开车间。

10. 灭菌

（1）进入办公室，联系质量管理员核对当前生产所属文件。

（2）更衣进入洁净区。

（3）检查生产现场的清场合格证。

（4）对生产区域进行"生产前检查"确认。

（5）检查并确认生产现场符合生产要求。

（6）检查确认设备状态是否异常。

（7）检查容器具清洁状态。

（8）确认地漏已清洁消毒。

（9）填写检查记录并确认。

（10）更改生产现场状态标志。

（11）更改设备状态，将设备状态标识修改为本次生产产品的状态。

（12）准备接收药品。

（13）启动灭菌车上瓶机。

（14）待接收完成，关闭上瓶机。

（15）转移至灭菌车。

（16）打开水浴式灭菌柜前门，放入药品后关闭。

（17）检查灭菌柜压力。

（18）打开蒸汽阀、压缩空气阀、纯水阀、冷却水阀、开始灭菌。

（19）灭菌过程中观察管道有无滴漏。

（20）灭菌结束后打印灭菌图谱。

（21）关闭蒸汽阀、压缩空气阀、纯水阀、冷却水阀。

（22）打开后门取出药品后关闭，关闭灭菌柜电源。

（23）通知 QA 检查，填写灭菌物料标签。

（24）填写灭菌记录。

（25）转至灯检岗位。

（26）更改设备状态标识牌。

（27）对生产区域进行清洁和消毒。

（28）更改生产现场状态标志。

（29）开始清场操作。

（30）联系 QA 确认清场下达清场合格证，并将清场合格证副本放入生产现场状态牌内。

（31）更改生产现场状态标志。

11. 灯检

（1）进入办公室，从质量管理员处获取生产文件。

（2）更衣进入洁净区。

（3）生产前检查：检查清场合格证，检查设备状态，车间生产洁具容器已消毒，检查地面有无残留物，检查滤芯状态，填写压差记录表，检查温湿度表，确认地漏已清洁消毒，检查桌面有无遗留物。

（4）更改生产状态标识。

（5）填写生产前检查记录。

（6）通知卸瓶操作工卸瓶。

（7）检查物料标签。

（8）拿取推车。

（9）周转至卸瓶机。

（10）与卸瓶操作工交流。

（11）更换灯检机状态标识。

（12）打开灯检控制面板。

（13）灯检机开机。

（14）灯检机空运转。

（15）灯检机空运结束。

（16）通知卸瓶。

（17）打开输液瓶。

（18）打开灯检。

（19）关闭灯检。

（20）关闭输液瓶。

（21）关机。

（22）周转不合格品。

（23）通知 QA 检查。

（24）填写生产记录。

（25）更改生产状态标识。

（26）开始清场操作。

（27）通知 QA 确认清场下达清场合格证，并将清场合格证副本放入生产现场状态牌内。

（28）更改生产现场状态标志、仪器设备状态标志。

（29）填写清场记录，离开车间。

【实训结果与讨论】

1. 在仿真训练中，哪些环节的操作或决策对最终产品的质量和安全性影响最大？

讨论：

2. 在这些环节中可以采取哪些改进措施？

讨论：

【反思】

实验操作人：

项目三　滴眼剂的制备

素质目标

1. 培养学生严谨的科学态度、精益求精的工匠精神。
2. 树立药品质量观意识、标准化操作理念。
3. 培养学生保障公民健康的社会责任感。

知识目标

1. 掌握滴眼剂的基本制备方法。
2. 掌握滴眼剂中常用的附加剂及选用原则。
3. 熟悉滴眼剂的灌装方法。

岗位目标

1. 正确进行处方分析。
2. 正确进行制备操作。
3. 培养无菌操作意识和安全生产意识。

【预习任务单】

引导问题 1. 滴眼剂附加剂的类型有哪些？常用的附加剂有哪些？

引导问题 2. 滴眼剂的质量要求有哪些？

引导问题 3. 请论述滴眼剂的无菌灌装原理是什么。

操作人：

【基础知识】

（一）滴眼剂的基本理论与实验原理

1. 滴眼剂

滴眼剂由原料药物与适宜的辅料制成的供滴入眼内的无菌液体药剂。可分为溶液、混悬液或乳状液。滴眼剂主要发挥局部治疗作用，有的也可以发挥全身治疗作用。

2. 滴眼剂的原辅料

（1）原料　无杂质、纯度高，最好用注射用原料，或在使用前进行精制，使所用原料符合注射用标准。

（2）溶剂　注射用水必须符合《中国药典》对注射用水的质量要求；注射用非水溶剂必须符合注射用标准，一般用花生油、芝麻油、橄榄油、蓖麻油等。

（3）附加剂　设计滴眼剂处方时，在考虑发挥滴眼剂的最佳疗效时，也要考虑减小滴眼剂的刺激性，因此必要时可添加附加剂，选用的附加剂品种与用量应符合《中国药典》标准，根据需要，滴眼剂还可以添加抗氧剂、增溶剂、助溶剂等附加剂。

常用pH调节剂包括巴氏硼酸盐缓冲液、硼酸缓冲液、沙氏磷酸盐缓冲液等。

常用渗透压调节剂包括氯化钠、葡萄糖、硼酸等。

常用抑菌剂包括硝酸苯汞，硫柳汞，苯扎氯铵，苯扎溴铵，氯己定（洗必泰），对羟基苯甲酸甲酯、乙酯、丙酯，山梨酸，三氯叔丁醇等。常用的助悬剂与增稠剂包括甲基纤维素、羟丙甲纤维素、羧甲基纤维素、聚乙烯醇等。

3. 滴眼剂的制备

滴眼剂的制备与注射剂基本相同。药物性质稳定者一般在无菌环境中配制、分装。包装容器为可直接滴药的塑料瓶，最终产品根据主药的热耐受性决定是否采用热压灭菌法补充灭菌；用于眼部手术或眼外伤的滴眼剂按小容量注射剂生产工艺进行操作，单剂量包装，保证完全无菌。洗眼剂用输液瓶包装，按输液工艺制备。滴眼剂的具体制备过程如下。

（1）容器的处理　滴眼剂有塑料瓶和玻璃瓶两种包装形式，洗涤和灭菌方法亦不同。大多数滴眼剂采用塑料瓶包装。塑料滴眼瓶用聚烯烃塑料经吹塑制成，当时封口，不易污染。玻璃滴眼瓶一般用于易氧化药物的滴眼剂，一般为中性玻璃瓶，以橡胶帽塞、铝盖密封，并配有滴管。玻璃滴眼瓶、橡胶帽塞的洗涤灭菌方法与小容量注射剂容器的洗涤灭菌方法相同，使用前再用纯化水及新鲜的注射用水洗净。

（2）配制　眼用溶液的配制可采用稀配法，即将药物与附加剂加入所需溶剂中，一次配成所需浓度。现多采用浓配法，即将药物、附加剂依次加入适量溶剂中溶解，配成浓溶液，必要时可加 0.05％～0.3％药用活性炭加热过滤，加溶剂至全量，此法适用于需加热、助溶的滴眼剂。

（3）过滤　滴眼剂的过滤为三级过滤，经滤棒、垂熔玻璃滤器与膜滤器三级过滤至澄明。若需除菌过滤，滤膜宜选用 $0.22～0.45\mu m$ 孔径，如工艺仅要求单纯除去异物时，滤膜可选用 $0.8\mu m$ 孔径。

（4）无菌灌装　滴眼剂生产中药液的灌装方法大多采用减压灌装。将已洗净灭菌的滴眼剂空瓶，瓶口向下，排列在一平底盘中，将盘放入真空箱内，由管道将药液从储液瓶定量地放入盘中（稍多于实际灌装量），密闭箱门，抽气并调节真空度，即可调节灌装量，瓶中空气从液面下的小口逸出，然后通入洁净空气，恢复常压，药液即灌入滴眼瓶中，取出盘子，立刻封口即可。

（二）专业英语

滴眼剂　　　　　　　　eye drop

【实训仪器设备与材料】

1. 材料

氯霉素、硼酸、硼砂、硫柳汞、灭菌注射用水、塑料滴眼剂瓶。

2. 仪器设备与规格型号

【实训内容】

氯霉素滴眼剂的制备

1. 处方　　　　　　　　　　　　　　　　　（处方分析）

氯霉素	0.25g	（　　　　）
硼酸	1.9g	（　　　　）
硼砂	0.038g	（　　　　）
硫柳汞	0.004g	（　　　　）

制法：_____

_____

氯霉素滴眼剂
的制法

✐笔记

2. 注意事项

（1）氯霉素溶解度小（1∶400），故加硼砂助溶，并需加热溶解。

（2）氯霉素在中性或弱酸性溶液中对热较稳定，故用硼酸缓冲液调节 pH5.8～6.5。

（3）氯霉素滴眼剂在贮藏中，效价逐渐降低。在配液时适当增加投料量，使其在有效期内，效价能保持在规定以内。

【实训结果与讨论】

1. 外观

氯霉素滴眼剂：_____

2. 包装完整性检查

观察所制的氯霉素滴眼剂是否漏液，是否澄清。

3. 实验讨论

【反思】

实验操作人：_____

模块四 浸出制剂的制备

项目一 浸膏剂的制备

素质目标

1. 培养学生精益求精的职业精神，树立科学严谨的工作理念。
2. 培养学生作为药学工作者的社会责任感和职业道德感。
3. 培养学生实事求是、守正创新的工作态度。

知识目标

1. 掌握煎煮法制备煎膏剂的方法。
2. 掌握煎膏剂的一般制备方法以及前期工作和后期包装。
3. 熟悉汤剂、口服液、煎膏剂、颗粒剂等剂型的制备方法。

岗位目标

1. 正确进行煎煮及收膏等操作。
2. 正确进行质量评定。
3. 遵守安全生产、规范操作的劳动纪律。

【预习任务单】

引导问题 1. 浸膏剂的质量要求有哪些?

引导问题 2. 浸膏剂操作注意事项有哪些?

操作人：

【基础知识】

（一）浸膏剂的基本理论与实验原理

1. 浸膏剂

浸膏剂指饮片用适宜的溶剂提取，蒸去部分或全部溶剂，调整至规定浓度而成的制剂。浸膏剂只有少数可直接临床应用，绝大多数品种是作为配制其他制剂的原料。浸膏剂一般多用于配制散剂、胶囊剂、颗粒剂、丸剂等，其多为半固体或固体制剂。若浸膏剂的含水量在 15％～20％，具有黏性，呈膏状半固体时称为稠浸膏；若浸膏剂的含水量在5％，呈干燥块或粉末状固体时则称为干浸膏。稠浸膏可用甘油、液状葡萄糖调整含量，而干浸膏可用淀粉、乳糖、蔗糖、氧化镁、磷酸钙、饮片细粉等调整含量。

2. 浸膏剂的制备方法

浸膏剂用煎煮法、回流法或渗漉法制备，全部提取液应低温浓缩至稠膏，加稀释剂或继续浓缩至规定的量。制备干浸膏时可将浸膏摊铺在涂油或撒布一层药粉或淀粉的烘盘内，在 80℃以下抽真空干燥，制成薄片状物。

3. 浸膏剂的质量要求

（1）操作室内压力应大于室外压力，洁净度达到 D 级，温度为18～26℃。

（2）依照生产指令准确称取净物料并按照生产工艺要求进行适当粉碎。

（3）投料后严格按工艺规程控制加热时间。

（4）药液浓缩时应注意控制好火力，防止焦煳。

（5）按照《中国药典》（2025 年版）四部对浸膏剂质量检测的有关规定（通则 0189），进行以下相应检查：乙醇量、甲醇量、装量、微生物限度。

（二）专业英语

浸膏剂　　　　　　　extractum

【实训仪器设备与材料】

1. 材料

煎锅、电炉、纱布、漏斗。

2. 仪器设备与规格型号

【实训内容】

益母草膏的制备

1. 处方　　　　　　　　　　　　　　（处方分析）

益母草　　　　　50g　　　　　　　　　（　　　　　）

制法：

益母草膏的制法

2. 质量检查

外观：观察浸膏剂的外观，并记录。

3. 注意事项

（1）中药材煎煮前应浸泡一定时间，使药材组织细胞软化、膨胀，有利于有效成分溶出和扩散。

（2）煎煮时沸腾前用武火，沸腾后用文火保持微沸腾状态。器械宜用搪瓷、不锈钢等。

（3）收膏加糖时边加边搅拌，并减弱火候，以防止结底焦化。

（4）包装时应冷却至室温再分装，以免水蒸气冷凝回流于膏剂中，含水量高易产生霉败现象。

4. 作用与用途

用于血瘀气滞、月经不调、行经腹痛、量少色暗等。

【实训结果与讨论】

1. 外观

益母草膏剂：

2. 实验讨论

【反思】

实验操作人：

项目二　中药颗粒剂的制备

素质目标

1. 培养学生精益求精的职业精神，树立科学严谨的工作理念。
2. 培养学生作为药学工作者的社会责任感和职业道德感。
3. 培养学生实事求是、守正创新的工作态度。

知识目标

1. 掌握中药颗粒剂的一般制备方法。
2. 熟悉中药颗粒剂制备的前期工作。
3. 熟悉颗粒剂的后期包装。

岗位目标

1. 正确进行处方分析。
2. 正确操作制剂室实验设备。
3. 遵守安全生产、规范操作的劳动纪律。

【预习任务单】

引导问题 1. 水提醇沉和醇提水沉的原理是什么?

引导问题 2. 湿法制粒常用的方法和设备有哪些? 实验室常用的制粒方法是什么?

操作人:

【基础知识】

一、中药颗粒剂的基本理论与实验原理

中药颗粒剂生产工艺流程：备料→粉碎与过筛→混合→制粒（干燥）→整粒一质检→包装。

（一）备料

中药颗粒剂的原料必须根据饮片及其有效成分的性质、制备的颗粒剂的种类要求进行预处理。

1. 水溶性颗粒剂原料的处理

多采用煎煮法提取，对于含挥发性成分的饮片常用"双提法"。为了保证制剂的溶解性，减少颗粒剂的服用量和降低引湿性，常用水提醇沉法、吸附澄清法、超速离心法或超滤法除去大分子杂质。其中吸附澄清、超速离心、超滤技术的应用，使成分保留较为完全，有利于保证药效，提高制剂质量。同时，为防止有效成分受热破坏和适应制粒工艺的要求，纯化后的药液常用减压或薄膜浓缩工艺浓缩成清膏，清膏的相对密度一般控制在 1.10～1.35（50～60℃）；或者采用减压干燥、喷雾干燥或远红外干燥技术制成干浸膏备用。

2. 酒溶性颗粒剂原料的处理

为了使颗粒剂溶于白酒后保持澄明，应选择与欲饮白酒含醇量相同的乙醇为提取溶剂。多采用渗漉法、浸渍法或回流法进行提取，所得提取液回收乙醇后，浓缩成清膏。常用糖或其他可溶性矫味物质作赋形剂，以使其能溶于白酒中。

3. 混悬型颗粒剂原料的处理

一般将处方中含挥发性或热敏性成分的饮片、贵重饮片粉碎成细粉制成混悬型颗粒剂。

4. 泡腾性颗粒剂原料的处理

饮片按水溶性颗粒剂原料处理方法进行提取、纯化与浓缩，将制成的清膏或干浸膏粉分成两份，一份加入有机酸制成酸性颗粒，另一份加入弱碱制成碱性颗粒，分别干燥、混匀、包装、即得。

制粒所用辅料应经过粉碎、过筛处理，粒度一般控制在 80～120 目之间。

（二）制粒

制粒是把粉末、熔融液、水溶液等状态的物料经加工制成具有一定形状与大小粒状物的操作（又称成粒操作），是使细小物料聚集成较大粒度产品的加工过程，是颗粒剂制备过程中关键的工艺技术。

制粒几乎与所有固体制剂相关，在颗粒剂的生产中经包装即可直接得到成品，而在片剂生产中颗粒作为中间体，通过制粒改善流动性，以减少片剂的重量差异，保证颗粒的压缩成型性。

制粒的目的：①改善流动性，粉末制成颗粒后，粒径增大，减少粒子间的黏附性、凝集性，增大颗粒的流动性；②防止各成分的离析，由于处方中各成分的粒度、密度存在差异时容易出现离析现象，混合后制粒或制粒后可有效地防止离析；③防止粉尘飞扬及在器壁上黏附，通过制粒，克服了粉尘飞扬及黏附性，防止环境污染及原料的损失，达到GMP要求；④调整堆密度，改善溶解性能；⑤改善片剂生产中压力的均匀传递；⑥便于服用，提高商品价值等。

制粒方法有多种，同一处方，制备方法不同时，所制得颗粒的形状、大小、强度不同，崩解性、溶水性也不同。因此，制粒时应根据颗粒的特性选择适宜的制粒方法。在药品生产中被广泛应用的方法有：干法制粒、湿法制粒、流化制粒和喷雾制粒。

1. 干法制粒

系向药物粉末（干燥浸膏粉末）中加入适宜的辅料（如干黏合剂）混匀，直接加压压缩成较大片剂或片状物后，重新粉碎成所需大小颗粒的方法。该法不加入任何液体，依靠压缩力的作用，使粒子间产生结合力。

（1）干法制粒的类型　根据压制大片剂或片状物时采用的设备不同，干法制粒可分为两种。①重压法制粒：亦称为压片法制粒，系利用重型压片机将物料压制成直径 20～50mm 的胚片，然后粉碎成一定大小颗粒的方法。该法的优点在于可使物料免受湿度及温度的影响，所得颗粒密度高；但具有产量小、生产效率低、工艺可控性差等缺点。②滚压法制粒：系利用转速相同的两个滚动轮之间的缝隙，将物料粉末滚压成板状物，然后破碎成一定大小颗粒的方法。滚压法制粒与重压法制粒相比，具有生产能力大、工艺可操作性强、润滑剂使用量较小等优点，使其成为一种较为常用的干法制粒方法。

（2）影响干法制粒的因素与质量控制要点　浸膏粉的含水量、辅料的种类和用量、制粒环境的温度和湿度等均可能对干法制粒产生影响。但由于中药物料性质比较复杂，成粒性受到很多因素的影响。在实际生产中，最佳干法制粒工艺条件往往需要通过试验才能确定。

（3）干法制粒的特点　干法制粒工艺不受溶剂和温度的影响，易于成型，所制颗粒均匀，崩解性与溶出性良好，质量稳定，特别适用于热敏性物料、遇水易分解药物及易压缩成型药物的制粒，方法简单、效率高，操作过程可实现自动化。但干法制粒设备结构复杂，转动部件多，维修护理工作量大，造价较高。

2. 湿法制粒

系在混合均匀的物料中加入润湿剂或液态黏合剂进行制粒的方法，

此法在药品生产企业应用最为广泛。根据制粒所用的设备不同，湿法制粒有以下几种。

（1）挤压制粒

① 定义　系先将处方中原辅料经粉碎、过筛、混合均匀后，加入黏合剂或润湿剂，制成软材，然后将软材挤压通过一定大小的筛孔而成粒，湿粒经干燥整粒而制得所需的颗粒。

② 影响挤压制粒的因素与质量控制要点　a. 黏合剂（或润湿剂）的选择与用量是影响软材质量的关键。如黏合剂过多，软材太湿，制成的颗粒过硬，且多长条；黏合剂太少，则细粉多，导致颗粒的粒度不合格。正常的软材在混合机中能"翻滚成浪"，并"握之成团，触之即散"。软材的干湿度可通过增减黏合剂浓度或加入适量"粉头"进行调节和控制。b. 揉混强度、混合时间也对颗粒质量产生影响，揉混强度越大，混合时间越长，物料的黏性越大，制成的颗粒越硬。c. 筛网规格的选择直接影响颗粒的粒度，应根据工艺要求选用适宜的筛网，以保证粒径范围符合要求。d. 加料量和筛网安装的松紧直接影响湿粒质量，加料斗中加料量多而筛网夹得较松时，制得的颗粒粗且紧密；反之，则制得的颗粒细且松软。增加软材通过筛网的次数，能使制得的颗粒完整、坚硬。e. 及时更换筛网。

③ 挤压制粒的特点　a. 颗粒的粒度由筛网的孔径大小调节，粒子形状为圆柱形，粒度分布较窄；b. 挤压压力不大，可制成松软颗粒，较适合压片；c. 制粒过程经过混合、制软材等过程，程序较多，劳动强度大；d. 软材质量需要由熟练技术人员或熟练工人通过经验来控制，其可靠性与重现性较差。

（2）高速搅拌制粒

① 定义　系将经粉碎与过筛后的药料、辅料以及黏合剂（或润湿剂）置于密闭的制粒容器内，利用高速旋转的搅拌桨与制粒刀的切割作用，使物料混合、制软材、切割制粒与滚圆一次完成的制粒方法。

② 影响高速搅拌制粒的因素与质量控制要点　a. 黏合剂种类的选择是制粒操作的关键，应针对药物粉末的润湿性、溶解性进行选择。一般情况下，溶解性适宜的物料制粒效果较好；但溶解性过高时，制粒过程中容易产生"软糖"状态，此时可在物料中加入不溶性辅料或对物料溶解性小的液体以缓和其溶解性能。b. 黏合剂的加入量对颗粒的粉体性质及收率影响比操作条件影响更大，实际生产中，黏合剂的恰当用量需要在生产实践中摸索。c. 黏合剂的加入方法：黏合剂可一次加入或分次加入。既可以溶液状态加入（液体黏合剂），也可以粉末状态加入（固体黏合剂）。把黏合剂溶液分批加入或喷雾加入，有利于核粒子的形成，可得到均匀的粒子。d. 物料的粒度：原料粉粒越小，越有利于制粒，特别是结晶性的物料。e. 搅拌速度：物料加入黏合剂后，开始以中、高速搅拌，制粒后期可用低速搅拌；也可以根据情况同一速度进行到底。搅拌速度大，粒度分布均匀，但平均粒径有增大的趋势。速度过

大容易使物料黏壁。f. 搅拌器的形状与角度、切割刀的位置：这些因素在制粒过程中属于对颗粒的外加力，影响颗粒质量，故安装时应注意调整。g. 投料量的控制：一般投料量为混合槽总容量的二分之一左右。

③ 高速搅拌制粒的特点　a. 与传统的挤压制粒相比较，具有省工序、操作简单、快速等优点；b. 通过改变搅拌桨的结构、调节黏合剂用量及操作时间，可制得致密、强度高的适用于胶囊剂的颗粒，也可制成松软的适合压片的颗粒；c. 制备过程密闭，污染小；d. 物料混合均匀，制成的颗粒圆整均匀，流动性好。本法制备的颗粒比较适合胶囊剂、片剂制粒要求。

（3）转动制粒

① 定义　系将经粉碎、过筛后的物料混合均匀，置于转动制粒机内，加入一定的黏合剂或润湿剂，在转动、摇动、搅拌作用下，使粉末聚结成球形粒子的方法。

转动制粒过程分为母核形成、母核长大及压实三个阶段。a. 母核形成阶段：将少量粉末置于转动制粒机中，喷入少量黏合剂或润湿剂使其润湿，在滚动和搓动作用下使粉末聚集在一起形成大量母核，在中药制剂生产中称为起模。b. 母核长大阶段：母核在滚动时进一步压实，并在转动过程中往母核表面均匀喷入黏合剂或润湿剂，撒入药粉，使其继续长大，如此反复多次，即可得到一定大小的药丸，在中药生产中称为泛制。c. 压实阶段：在此阶段停止加料，在继续转动、滚动过程中多余的液体被挤出而吸收到未被充分润湿的层粒中，从而压实形成一定机械强度的颗粒。

② 影响转动制粒的因素与质量控制要点　转动制粒的关键是喷入黏合剂或润湿剂的流量和撒入药粉的速度，在生产过程中必须随时调节并保持合理的配比，使物料达到最佳润湿程度。因喷入液体流量过快，则物料过湿，颗粒易粘连、变形，干燥后颗粒过硬；喷入液体流速过慢，物料不能充分润湿，造成颗粒大小不一、色泽不匀、易碎、细粉过多等。

③ 转动制粒的特点　所制得的颗粒均匀、圆整，但操作时间长，效率较低。

3. 流化制粒

（1）定义　系将经粉碎、过筛后的物料置于流化床内，在自下而上通过的热空气作用下，使物料粉末保持流化状态的同时，喷入润湿剂或液体黏合剂，使粉末相互接触聚结成粒，经反复喷雾、聚结与干燥而制成一定规格的颗粒。

（2）影响流化制粒的因素与质量控制

①物料的粒度控制在 80 目以上，以保证颗粒色泽、大小的均匀。②制粒机内物料量必须充足，使其形成良好的流化状态。③黏合剂种类的选择：可选用一种或几种黏合剂混合的溶液，也可以将适宜浓度的流浸膏作为黏合剂直接喷入。④黏合剂的浓度：黏合剂浓度与颗粒的脆性、粒径成正比，与均匀度成反比。可以通过控制黏合剂的浓度，确保

制成的颗粒符合规定。⑤喷雾速度：若喷雾速度太快，物料不能及时干燥，不能呈流化状态；若喷雾速度过慢，颗粒粒径小、细粉多，故应选择适当喷雾速度。⑥进风量：生产中要根据物料的流化状态和物料的温度来调节进风量。⑦风的温度：如果进风温度过高，黏合剂无法浸透进入物料颗粒内部，影响颗粒的形成，并由于颗粒表面的水分蒸发过快，易产生里湿外干的现象；如果进风温度过低，则黏合剂溶液蒸发较慢，颗粒的粒径太大，细粉不能继续保持流化，有时甚至造成"塌床"。因此，在制粒开始时，应采取较低的进风温度，干燥一定时间后，提高进风温度，温度一般在 55~70℃，干燥的温度控制在 80℃。

（3）流化制粒的特点

①在同一设备内可实现混合、制粒、干燥和包衣等多种操作，生产效率高；②产品的粒度分布较窄，颗粒均匀，颗粒间色差小，流动性和可压性好，颗粒疏松多孔；③制备过程在密闭制粒机内完成，生产过程中不易被污染。

4. 喷雾制粒

（1）定义　系将药物溶液或混悬液用雾化器喷雾于干燥室的热气流中，使水分迅速蒸发以直接制成干燥颗粒的方法。该法可在数秒中完成药液的浓缩与干燥、制粒过程，制得的颗粒呈球形。原料液的含水量可达 70%~80%，并能连续操作。如以干燥为目的时称为喷雾干燥，以制粒为目的时称为喷雾制粒。

（2）影响喷雾制粒的因素与质量控制要点

①应根据物料的性质和不同制粒目的选择雾化器。②中药浓缩液的相对密度：在对中药浓缩液进行喷雾制粒时，如相对密度过低，会使制粒速度减慢，能耗增加；而相对密度过高，又会使其黏性增加，易造成黏壁等现象。一般而言，中药浓缩在进行喷雾制粒时，相对密度控制在 1.05~1.15（80℃测定）效果较好。③中药浓缩液的温度：浓缩液的温度越高，喷雾制粒的雾化速度也越快，因此，在生产允许的范围内，通过适当升高浓缩液的温度，可加快喷雾制粒的速度，提高生产效率。④中药浓缩液的黏度：浓缩液黏度过大时，不但对雾化效果产生不良影响，也容易产生黏壁现象。如生地黄、熟地黄、麦冬、大枣、枸杞子、黄精等药物所制得的中药浓缩液，由于含糖量较高，在进行喷雾制粒时容易造成黏壁。可以加入适量 β-环糊精、可溶性淀粉、糊精等辅料，制成混悬液，或升高温度，降低黏度，消除黏壁现象。

（3）喷雾制粒的特点

①由液体直接得到粉状固体颗粒；②热风温度高，但雾滴比表面积大，干燥速度快，物料的受热时间极短，干燥物料的温度相对低，适合热敏性物料；③容易调节和控制产品的质量指标，如产品的颗粒直径、粒度分布和最终湿含量等，所制颗粒具有良好的溶解性、分散性和流动性。但也存在如下缺点：①热量消耗大，热效率低，能耗大；②所得到的颗粒较小，粒度分布较宽，很难得到均一粒度的颗粒；③设备高大，

可气化大量液体，设备费用高；④黏性较大料液容易黏壁而使其应用受到限制。

除了上述几种制粒方法外，在液相中晶析的制粒法也用于制备颗粒，此法是使药物在液相中析出结晶的同时，借架桥和搅拌的作用聚结成球形颗粒的方法，也叫球形晶析制粒法。球晶制粒物可减少辅料用量或不用辅料进行直接压片；另外可利用药物与高分子的共沉淀法，制备缓释、速释、肠溶、胃溶性微丸、生物降解性纳米囊等多种功能性球形颗粒剂。

（三）颗粒的干燥

采用湿法制粒所得的湿颗粒，如放置过久会造成湿颗粒结块或变形，故应尽快选择适宜的方法和设备进行干燥。

干燥温度与干燥速度是影响颗粒剂质量的关键因素。干燥温度由药物性质而定，一般为 $60\sim80℃$。对热稳定的药物干燥温度可适当提高到 $80\sim100℃$；含挥发油、含结晶水和遇热不稳定的药物应控制在 $60℃$ 以下进行干燥。干燥时温度应渐渐升高，否则颗粒表面干燥后结成一层硬膜而影响内部水分的蒸发，且颗粒中的糖粉骤遇高温时会熔化，使颗粒变硬，尤其是糖粉与柠檬酸共存时，温度稍高就黏结成块。颗粒剂的干燥程度，一般应控制水分在 2% 以内。

（四）整粒

湿粒干燥后，可能出现结块、粘连等现象，必须用摇摆式颗粒机通过一号筛（12～14 目）整粒，将大颗粒磨碎，再通过四号筛（60 目）除去细小颗粒或细粉。筛下的细小颗粒和细粉可重新制粒，或并入下次同一批号药粉中，混匀制粒。颗粒剂处方中若含有挥发性成分，一般可溶于适量乙醇中，用雾化器均匀地喷洒在干燥的颗粒上，混合均匀，然后密封放置一定时间，待挥发性成分渗透均匀后，方可进行包装。为提高挥发性成分的稳定性，也可将其用 β-环糊精制成包合物加入整粒后的颗粒中混合均匀。

（五）包装

系指将各项质量检查符合要求的颗粒按生产指令进行分剂量和包装，大生产常用自动颗粒包装机完成分剂量和包装。颗粒剂中含有浸膏或蔗糖，极易吸潮结块，甚至溶化，故应及时密封包装。包装材料常用复合铝塑袋分装，这类材料不易透湿、透气，贮存期内一般不会出现吸潮软化现象。也可用塑料袋及金属盒包装。颗粒剂吸湿情况各不相同，可根据具体条件选用，并宜密封，置干燥处贮藏。

（六）颗粒剂常见的质量问题与解决措施

1. 吸湿结块

系指中药颗粒剂在运输、贮存过程中的吸湿结块，甚至液化现象，这是颗粒剂最为突出的质量问题。其主要原因是中药浸膏中含有大量水溶性成分吸湿。

目前主要通过改变工艺环节，优化工艺条件加以解决。①纯化提取液：可采用水提醇沉法、高速离心法、膜分离技术、大孔吸附树脂分离技术、絮凝澄清法等对提取液进行分离纯化。②选用防潮辅料：如加入微晶纤维素、微粉硅胶、可溶性淀粉、无水乳糖、磷酸钙等均可调节制剂的吸湿性，但选用时应避免对颗粒剂溶化性检查的影响。尤其是喷雾干燥所得浸膏粉，更易吸潮而黏结成团，造成制粒困难，必须加入适当的赋形剂以降低浸膏粉的引湿性。③包薄膜衣：适当的薄膜衣对水蒸气、光线有一定的隔离能力，颗粒包薄膜衣可有效防潮。④防潮包装：铝塑复合膜包装材料有良好的防潮作用。

2. 均匀度检查不合格

系指颗粒剂粒度检查时，常出现细粉超标的现象。其原因主要有浸膏黏性不足，制备时乙醇浓度过高，浸膏与辅料比例不当，黏合剂品种、浓度和用量不当，颗粒含水量过低。在生产中应针对产生细粉过多的原因，采取不同的措施加以解决。

3. 溶化性检查不合格

系指有些水溶性颗粒剂成品的溶化性检查出现不能全部溶解、浑浊明显等现象。

主要原因与解决措施为：①有效成分难溶于水，或处方中药物间发生反应生成难溶性物质。可采取增溶技术或相应的工艺处理。②分离纯化技术不当，杂质存留过多。可采用适当的纯化方法，在保留有效成分的前提下，尽可能除去杂质。③辅料选择不当或用量过大。如糊精用量过多时，容易导致溶液浑浊。可更换水溶性好的辅料。④提取液浓缩或颗粒干燥时温度过高，导致物料糊化。应加强生产过程的质量控制。⑤制粒设备和用具清洁不彻底，导致污染。应加强生产过程的管理。

二、专业英语

| 浸出制剂 | extract preparation |
| 中药颗粒剂 | Chinese medicine granules |

【实训仪器设备与材料】

1. 材料

大青叶、连翘、板蓝根、拳参、乙醇。

2. 仪器设备与规格型号

【实训内容】

感冒退热颗粒

1. 处方 （处方分析）

大青叶	50g	（ ）
连翘	25g	（ ）
板蓝根	50g	（ ）
拳参	25g	（ ）

制法：

感冒退热颗粒
的制法

2. 注意事项

（1）煎煮要以沸腾开始计时。

（2）浓缩时要不断搅拌，防止焦煳。

（3）滤液水浴加热一定要将乙醇挥发完全，再直火加热浓缩。若乙醇挥发不完全，直火加热时着火，先关掉电源，再用湿抹布盖灭。

（4）浓缩制清膏时，不可以太稀，也不可以太浓，呈拉丝状即可。

（5）软材不能太干，也不能太湿。

（6）制法第①步到第⑦步为水提醇沉，第⑧到第⑬步为醇提水沉。

（7）制粒与整粒要用同目数的药筛。

【实训结果与讨论】

1. 得率计算

2. 实验讨论

【反思】

实验操作人：

模块五　固体制剂的制备

项目一　散剂的制备

素质目标

1. 培养学生精益求精的职业精神，树立科学严谨的工作理念。
2. 培养学生作为药学工作者的社会责任感和职业道德感。
3. 培养学生实事求是、守正创新的工作态度。

知识目标

1. 掌握散剂的基本制备方法与制备工艺过程。
2. 掌握固体粉末的研磨、粉碎、混合、过筛、分剂量、包装、质量检查。
3. 掌握含共熔成分散剂的制备方法。

岗位目标

1. 正确进行处方分析。
2. 正确进行质量评定。
3. 遵守安全生产、规范操作的劳动纪律。

【预习任务单】

引导问题 1. 含小剂量药物的散剂制备时应该注意什么？

引导问题 2. 何谓共熔物？根据共熔后的结果，含共熔性成分的散剂制备时有哪些处理方法？

操作人：

【基础知识】

（一）散剂的基本理论与实验原理

1. 散剂的定义

系指药物或与适宜的辅料经粉碎、均匀混合制成的干燥粉末状制剂，可供内服或外用。散剂是我国传统剂型之一，中药散剂迄今仍较常用，西药散剂临床应用较少。散剂除可直接作为剂型外，也可作为制备其他固体剂型的基础中间体。

2. 散剂的优点

①粒径小，比表面积大，易分散，起效快。②外用覆盖面积大，可同时发挥保护和收敛等作用。③剂量容易控制，方便婴幼儿使用。④制备工艺简单，生产成本低。⑤贮存、运输、携带方便。

3. 散剂的缺点

比表面积大，分散度高，容易吸潮导致质量不稳定，所以应注意包装与贮存。另外也要注意，药物粉碎后比表面积增大，其臭味、刺激性及化学活性也相应增加，且某些挥发性成分易散失，所以，一些腐蚀性强、易吸湿变质的药物一般不宜制成散剂。

4. 散剂的分类

散剂可分为口服散剂和局部用散剂。

（1）口服散剂　一般溶于或分散于水、稀释液或者其他液体中服用，也可直接用水送服。口服散剂可发挥全身治疗作用或局部作用，如小儿清肺散、六味安消散、蛇胆川贝散、蒙脱石散等。

（2）局部用散剂　可供皮肤、口腔、咽喉、腔道等处应用；专供治疗、预防和润滑皮肤的散剂也可称为撒布剂或撒粉，如皮肤用散剂痱子粉、口腔溃疡散等。

5. 散剂的制备过程

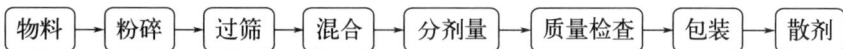

物料 → 粉碎 → 过筛 → 混合 → 分剂量 → 质量检查 → 包装 → 散剂

6. 混合原则

物料在混合过程中应注意以下几个方面原则。

（1）当各组分比例量相差悬殊时，应采取等量递加法。即将量大的组分先取出部分，与量小的组分约等量混合均匀，如此倍量增加量大的组分，直至全部混匀。

（2）当组分密度相差较大时，应先将密度小的组分放入混合设备内，再加密度大的组分进行混匀。

（3）当组分色泽深浅不一时，应先加色深者垫底，再加色浅者。

（4）应注意混合设备的吸附性，操作中先将量大且不易吸附的药粉垫底，量小且易吸附者后加。

（5）含液体或吸湿性强的药物混合时应注意控制相对湿度，迅速操作。

7. 分剂量

分剂量是将均匀混合的散剂，按需求的剂量分成等量的份数的过程。常用的分剂量方法有目测法、重量法和容量法。

（1）目测法（估分法）　系将一定质量的散剂，目测分成若干等份的方法。此法操作简便，但准确性差。药房临时调配少量普通药物散剂时可用此方法。

（2）重量法　系用衡器（天平）逐份称重的方法。此法分剂量准确，但操作麻烦，效率低，难以机械化。主要用于含毒剧药物、贵重药物的散剂分剂量。

（3）容量法　系用固定容量的容器进行分剂量的方法。此法效率高，但准确性不如重量法。目前生产上多采用容量法。

（二）专业英语

散剂　　　　　　　　　　　　　　　powders

【实训仪器设备与材料】

1. 材料

薄荷脑、樟脑、麝香草酚、薄荷油、水杨酸、硼酸、升华硫、氧化锌、淀粉、滑石粉。

2. 仪器设备与规格型号

【实训内容】

痱子粉的制备

1. 处方　　　　　　　　　　　　　　（处方分析）

薄荷脑	0.3g	（　　　　）
樟脑	0.3g	（　　　　）
麝香草酚	0.3g	（　　　　）
水杨酸	0.67g	（　　　　）

硼酸	4.25g	（	）
升华硫	2.0g	（	）
氧化锌	3.0g	（	）
淀粉	5.0g	（	）
滑石粉	加至50g	（	）

制法：

痱子粉的制法

2. 质量检查

（1）粒度 除另有规定外，化学药局部用散剂和用于烧伤或严重创伤的中药局部用散剂及儿科用散剂，照下述方法检查，应符合规定。

检查法：除另有规定外，取供试品10g，精密称定，照粒度和粒度分布测定法测定。化学药散剂通过七号筛（中药通过六号）筛的粉末质量，不得少于95％。

（2）外观均匀度 取供试品适量，置光滑纸上，平铺约5cm²，将其表面压平，在明亮处观察，应色泽均匀，无花纹与色斑。

（3）干燥失重或水分 化学药和生物制品散剂，除另有规定外，取供试品，照干燥失重测定法测定，在105℃干燥至恒重，减失质量不得过2.0％。中药散剂照水分测定法测定，除另有规定外，不得过9.0％。

（4）装量差异 单剂量包装的散剂，照以下方法检查，应符合表5-1规定。

检查法：除另有规定外，取供试品10袋（瓶），除去包装，分别精密称定每袋（瓶）内容物的重量，求出内容物的装量与平均装量。每袋（瓶）装量与平均装量相比较〔凡有标示装量的散剂，每袋（瓶）装量应与标示量比较〕，按表中的规定，超出装量差异限度的散剂不得多于2袋（瓶），并不得有1袋（瓶）超出装量差异限度1倍。

表5-1 单剂量包装散剂的装置差异限度

平均装量或标示装量	装量差异限度（中药、化学药）	装量差异限度（生物制品）
0.1g 或 0.1g 以下	±15％	±15％
0.1g 以上至 0.5g	±10％	±10％
0.5g 以上至 1.5g	±8％	±7.5％
1.5g 以上至 6.0g	±7％	±5％
6.0g 以上	±5％	±3％

凡规定检查含量均匀度的化学药和生物制品散剂，一般不再进行装量差异的检查。

3. 注意事项

（1）处方中成分较多，应注意混合的顺序，共熔时应先加固体后加液体。

（2）两次应用等量递加法：滑石粉的等量递加，过筛细粉等量递加至共熔物中。

（3）要等共熔成分全部液化后，再加入混合的细粉。

（4）过筛时不能通过筛网的细粉应重新粉碎过筛。

4. 作用与用途

镇痛、止痒、消炎、杀菌和抑制痱子再生，夏季将它涂在容易长痱子的皮肤上，有杀菌、消炎、清凉、止痒、清除污垢、疏通汗腺的作用。

【实训结果与讨论】

1. 粒度

依《中国药典》（2025 年版）规定，判断是否符合规定：（　是否　）。

2. 操作方法

（1）照粒度和粒度分布测定法（单筛分法）测定。

（2）取供试品 10g，称定质量，置六号药筛内，筛上加盖，并在筛下配有密合的接收容器。

（3）按水平方向旋转振摇至少 3 分钟，并时不时在垂直方向轻叩筛。

（4）取筛下接收容器中的粉末，称定质量，计算所占百分比。

3. 注意事项

（1）药筛、筛盖和筛下接收容器必须干燥。

（2）筛下必须配有密合的接收容器，以免在旋转振摇时粉末损失。

（3）筛下的粉末应收集完全后称定质量。

4. 结果与判定

通过七号筛网的粉末质量，不少于 95%，判为符合规定。

5. 记录与计算

（1）记录分析天平型号；

（2）记录每次称量的数据；

（3）根据通过七号筛粉末的质量，除以供试品的取样量，计算百分率。

6. 外观均匀度

依《中国药典》（2025 年版）规定，判断是否符合规定：（　　是
否　　）。

7. 干燥失重或水分

依《中国药典》（2025 年版）规定，判断是否符合规定：（　　是
否　　）。

原始数据：

8. 装量差异

依《中国药典》（2025 年版）规定，判断是否符合规定：（　　是
否　　）。

原始数据：

9. 实验讨论

【反思】

实验操作人：

项目二 胶囊剂的制备

素质目标

1. 培养学生精益求精的职业精神，树立科学严谨的工作理念。
2. 培养学生作为药学工作者的社会责任感和职业道德感。
3. 培养学生实事求是、守正创新的工作态度。

知识目标

1. 掌握硬胶囊剂的基本制备方法与硬胶囊剂生产工艺过程中的操作要点。
2. 熟悉硬胶囊剂的常规质量检查方法。

岗位目标

1. 正确进行处方分析。
2. 正确进行质量评定。
3. 遵守安全生产、规范操作的劳动纪律。

【预习任务单】

引导问题 1. 胶囊剂的主要特点有哪些?

引导问题 2. 胶囊剂按硬度分类、按溶解和释药特性分类分别都有哪些? 胶囊剂的质量要求有哪些?

操作人:

【基础知识】

（一）胶囊剂的基本理论与实验原理

1. 胶囊剂的定义

系指将药物与适宜辅料装填于空心硬质胶囊或密封于软质囊材中制成的固体制剂。主要供口服用，也可以用于其他部位，如直肠、阴道等。

2. 胶囊剂的特点

胶囊剂与其他口服固体制剂相比，具体如下特点。

（1）可掩盖药物的不良臭味，提高药物的稳定性　药物装填于胶囊壳中与外界隔离，避开了水分、空气、光线的影响，对具有不良臭味、对光敏感、遇湿热或氧不稳定的药物有一定程度的遮蔽、保护与稳定的作用。

（2）药物在体内起效快，生物利用度高　胶囊剂填充物在制备时可不加黏合剂和压力，所以在胃肠液中分散快、吸收好、生物利用度高，一般情况下其起效快于片剂、丸剂等剂型。

（3）液态药物的固体剂型化　含油量高的药物或液态药物难以制成丸剂、片剂等，但可制成软胶囊，将液态药物以个数计量，服药方便。

（4）可延缓药物的释放和定位释药　可将囊心物制成缓释颗粒装入空胶囊中而达到缓释延效目的；若需在肠道中显效可制成肠溶胶囊剂，将药物定位释放于小肠；亦可制成直肠给药或阴道给药的胶囊剂，使其定位在这些腔道释药；对在结肠段吸收较好的蛋白质、多肽类药物，可制成结肠靶向胶囊剂。

（5）易识别且美观　在胶囊壳或胶皮制备时加入色素可使胶囊具有各种颜色，或在胶囊壳上通过激光喷码等方法印字，利于识别且外观美观。

3. 胶囊剂的分类

（1）按硬度分类

① 硬胶囊（hard capsule）　系指采用适宜的制剂技术，将原料药物或加适宜辅料制成的均匀粉末、颗粒、小片、小丸、半固体或液体等，充填于空心胶囊中的胶囊剂。如头孢氨苄胶囊、地奥心血康胶囊等。

② 软胶囊（soft capsule）　系指将一定量的液体原料药物直接密封，或将固体原料药物溶解或分散在适宜的辅料中制成溶液、混悬液、乳状液或半固体，密封于软质囊材中的胶囊剂。如维生素E胶丸、藿香正气软胶囊等。

（2）按溶解或释放特性分类

① 缓释胶囊　系指在规定的释放介质中缓慢地非恒速释放药物的胶囊剂。

② 控释胶囊　系指在规定的释放介质中缓慢地恒速释放药物的胶囊剂。

③ 肠溶胶囊　系指用肠溶材料包衣的颗粒或小丸充填于胶囊而制成的硬胶囊，或用适宜的肠溶材料制备而得的硬胶囊或软胶囊。肠溶胶囊不溶于胃液，但能在肠液中崩解而释放活性成分。肠溶胶囊适用于一些具辛臭味、对胃有刺激性、遇酸不稳定或需在肠中释药的药物制备。

4. 胶囊剂的制备过程

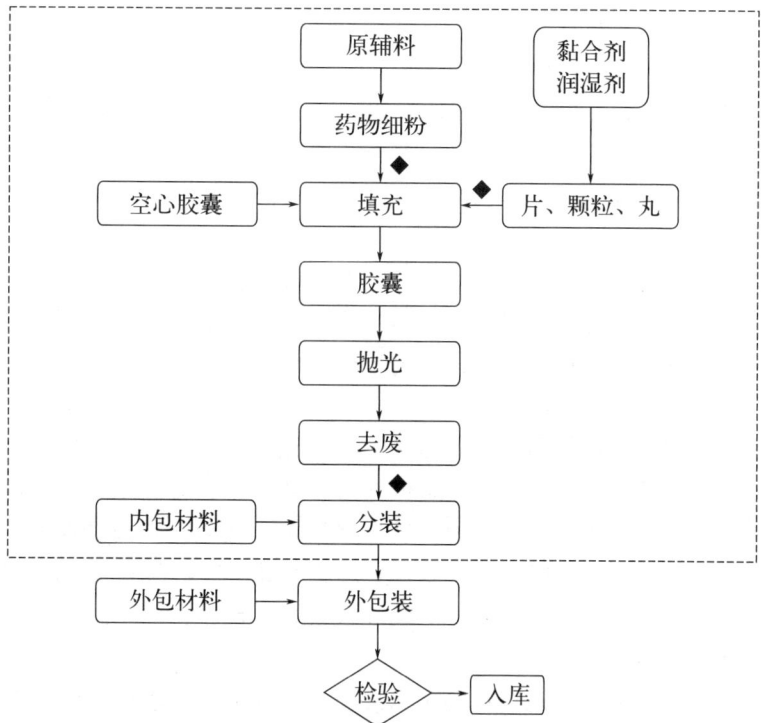

◆ 为检验；虚线框内代表 D 级或以上洁净生产区域。

（二）专业英语

胶囊剂　　　　　　　　　capsule

【实训仪器设备与材料】

1. 材料

散粉、空心胶囊、胶囊板等。

2. 仪器设备与规格型号

【实训内容】

1. 制法

胶囊剂的制法

2. 质量检查

（1）外观检查（照下述方法检查，应符合规定）

① 完整性：胶囊应无裂缝、破损或变形。

② 表面：应光滑，无气泡，无杂质。

③ 颜色：颜色均匀，无色差。

（2）装量差异（照下述方法检查，应符合规定）　先随机抽取 20 粒胶囊，逐一分别精密称定总质量记录为 w_1；再将内容物完全倾出，硬胶囊壳用小刷或其他适宜的用具拭净，再分别精密称定囊壳质量记录为 w_2；求出每粒内容物的装量，记录为 w；计算 20 粒胶囊内容物平均质量，记录为 X；将每粒装量与平均装量进行比较，超出装量差异限度的不可多于 2 粒，并不得有 1 粒超出限度的 1 倍。

计算内容物质量：$w = w_1 - w_2$

每粒胶囊的装量差异 ＝（$w - X$）/ $X \times 100\%$

【实训结果与讨论】

1. 原始数据

带壳胶囊精密称定：

1.	2.	3.	4.	5.
6.	7.	8.	9.	10.
11.	12.	13.	14.	15.
16.	17.	18.	19.	20.

去壳胶囊精密称定：$w = w_1 - w_2$

1.	2.	3.	4.	5.
6.	7.	8.	9.	10.
11.	12.	13.	14.	15.
16.	17.	18.	19	20.

装量差异：

$$（w-X）/ X×100\%$$

2. 胶囊质量检查记录单

品名			包装规格	
规格			取样日期	
批号			取样量	
取样人			检测人	

检测项目	胶囊锁扣质量	胶囊外观质量	装量差异	
			超出装量差异 限度/粒	超出限度的 1倍/粒
结果				

3. 实验结论

4. 实验讨论

【反思】

实验操作人：

项目三　片剂的制备

素质目标

1. 培养学生大国工匠精神，树立安全至上、科学严谨的工作理念。
2. 培养学生作为药学工作者的社会责任感和职业道德感。
3. 培养学生实事求是、精益求精的工作态度。

知识目标

1. 掌握湿法制粒的基本流程。
2. 掌握片剂的基本制备方法。
3. 熟悉片剂常用辅料的种类及作用。
4. 了解片剂的质量评定方法。

岗位目标

1. 正确进行处方分析。
2. 正确进行质量评定。
3. 遵守安全生产、规范操作的劳动纪律。

【预习任务单】

引导问题 1. 片剂的制备方法有哪些？各自的特点和适用范围是什么？

引导问题 2. 为了提高片剂的稳定性和溶出特性，常用的辅料有哪些？它们的作用机制是什么？

引导问题 3. 分析处方中各组分的作用，并讨论其对片剂质量的影响。

操作人：

【基础知识】

（一）片剂的基本理论与实验原理

1. 片剂的定义

片剂是药物与适宜的辅料混匀压制而成的圆片状或异形片状的固体制剂。种类有普通压制片、包衣片、糖衣片、薄膜衣片、肠溶衣片、泡腾片、咀嚼片、多层片、分散片、舌下片、口含片、植入片、溶液片、缓释片。中药片剂系指药材细粉或药材提取物加药材细粉或辅料压制而成的片状或异形状的制剂。分为药材原粉片和浸膏（半浸膏）片等。

2. 片剂的优点

片剂的性状稳定，剂量准确，片剂成本及售价都较低；其运输、贮存、携带及应用也都比较方便，可以根据不同需要制成速效、长效、咀嚼、口含等不同的类型，也可以制成两种或两种以上药物的复方片剂，从而满足临床医疗或预防的不同需要。片剂具有剂量准确、质量稳定、便于携带和服用、生产成本低等优点。

3. 片剂的种类

（1）含片　系指含于口腔中，药物缓慢溶化产生局部或全身作用的片剂。含片中的药物应是易溶性的，主要起局部消炎、杀菌、收敛、止痛或局部麻醉作用。可在局部产生较高的药物浓度从而发挥较好的治疗作用，其硬度一般较大，以便于含服，如常用的复方草珊瑚含片等。

（2）舌下片　系指置于舌下能迅速溶化，药物经舌下黏膜吸收发挥全身作用的片剂。主要适用于急症的治疗。由于舌下片中的药物未经过胃肠道，所以可以避免药物受胃肠液酸碱性的影响以及酶的破坏，同时也避免了肝脏对药物的破坏作用（首过作用）。如硝酸甘油舌下片用于心绞痛的治疗，吸收迅速，起效很快。

（3）口腔贴片　系指粘贴于口腔，经黏膜吸收后起局部或全身作用的片剂。

（4）咀嚼片　系指于口腔中咀嚼或吮服使片剂溶化后吞服，在胃肠道中发挥作用或经胃肠道吸收发挥全身作用的片剂。一般应选择甘露醇、山梨醇、蔗糖等水溶性辅料作填充剂和黏合剂。

（5）分散片　系指在水中能迅速崩解并均匀分散的片剂（即在15～25℃的水中3分钟之内完全崩解）。

（6）可溶片　系指临用前能溶解于水的非包衣片或薄膜包衣片剂。可溶片应溶解于水中，溶液可呈轻微乳光，可供口服、外用、含漱等用，如复方硼砂漱口片等。

（7）泡腾片　系指含有碳酸氢钠和有机酸，遇水可产生气体而呈泡腾状的片剂。

（8）阴道片与阴道泡腾片　系指置于阴道内应用的片剂。阴道片和阴道泡腾片的形状应易置于阴道内，可借助器具将阴道片送入阴道。

（9）缓释片　系指在规定的释放介质中缓慢地非恒速释放药物的片剂，如非洛地平缓释片等。

（10）控释片　系指在规定的释放介质中缓慢地恒速释放药物的片剂，如硫酸吗啡控释片等。

（11）肠溶片　指用肠溶性包衣材料进行包衣的片剂。

4. 片剂的制备方法

片剂的制备过程主要包括原辅料的准备、混合、制粒、干燥、压片和包衣等步骤。制备片剂用的主药及辅料一般要经粉碎、过筛、混合操作。当主药为难溶性药物时，必须有足够的细度以保证混合均匀及溶出度符合要求。若药物量少，与辅料量相差悬殊时，可用等量递增配研法混合，一般可混合均匀，若其含量波动仍然较大，可采溶剂分散法，即将最小的药物先溶于适宜的溶剂中再与其他成分混合，通常可以混合均匀。

湿颗粒的制备是片剂制备的关键。首先必须根据主药的性质选好润湿剂或黏合剂。制软材时要控制好润湿剂或黏合剂的用量，使软材"轻握成团，轻压即散"的状态。颗粒大小一般根据片剂大小由筛网孔径来控制，一般大片选用 14～16 目筛，小片用 18～20 目筛制粒。制好的湿颗粒应根据主药和辅料的性质于适宜的温度（50～60℃）尽快干燥。干燥完毕整粒。整粒后加入润滑剂、崩解剂等辅料，混匀后即可压片。

（1）原辅料的准备

根据处方准确称量药物和辅料，并进行粉碎、过筛等处理。

（2）混合

将药物和辅料混合均匀，确保每片含量准确。

（3）制粒

通过湿法制粒或干法制粒等方法，将药物和辅料制成一定大小的颗粒。

（4）干燥

将制得的颗粒进行干燥，去除水分，确保片剂的质量稳定。

（5）压片

将干燥后的颗粒与其他辅料总混后加入压片机中，进行压片操作，制成片剂。

（6）包衣

根据需要，对片剂进行包衣处理，以提高其稳定性、掩盖不良味道等。

（二）专业英语

片剂	tablet	辅料	excipient
制粒	granulation	压片	compression

包衣　　　　　　　coating

【实训仪器设备与材料】

1. 材料

药物、辅料（如淀粉、糊精、糖粉、硬脂酸镁等）、乙醇（作为润湿剂）、纯化水。

2. 仪器设备与规格型号

压片机、烘箱、电炉/电磁炉、天平。

【实训内容】

片剂的制备

1. 处方 　　　　　　　　　　　　（处方分析）

$NaHCO_3$	10g	（	）
淀粉	8g	（	）
10%淀粉浆	适量	（	）
滑石粉	0.75g	（	）

制法：

片剂的制法

2. 质量检查

（1）外观

观察片剂的外观，应整洁、色泽均匀，无裂纹和斑点。

（2）重量差异

取一定数量的片剂，称取其总质量，并计算每片的平均质量。比较各片之间的重量差异，应符合规定。

（3）硬度

使用硬度测试仪测定片剂的硬度，应符合规定。

（4）崩解时限

将片剂放入崩解仪中，记录其完全崩解所需的时间，应符合规定。

（5）溶出度

取一定数量的片剂，按照溶出度测定方法测定其溶出度，应符合规定。

3. 注意事项

（1）制淀粉浆时，直火加热，应不停搅拌，防止焦化。配制淀粉浆，可用直火加热，也可用水浴加热。必须防止焦化致片面产生黑点。

（2）加浆温度以温浆为宜，温度太高不利于药物稳定，温度太低不利于药物分散均匀。控制淀粉浆的制备及加入的量，制粒时的干、湿度直接影响粒度的大小、细粉的多少。

（3）淀粉浆应分次加入，加入量适宜，制成软材，软材应"轻握成团，轻压即散"。

（4）制粒时，软材应一把推过筛网。干颗粒和细粉间的比例为20％～40％，一般以30％为好。

（5）干燥温度不宜过高，40～60℃ 即可，15min 翻一次，不宜过早翻动。

（6）整粒与制粒时用相同目数的筛。一般用 16～20 目的筛网。

4. 作用与用途

碳酸氢钠片是调节体内酸碱平衡的药物，能中和过多胃酸，缓解不适，解决代谢失衡引发的酸中毒问题，还能预防酸性物质堆积形成肾结石，降低某些药物对肾脏的损伤。主要用于痛风和高尿酸血症患者，使尿液呈碱性并纠正体内酸性物质堆积。

【实训结果与讨论】

1. 外观
记录片剂的外观情况，如色泽、形状、大小等。

2. 质量检查结果
将各项质量检查的结果记录下来，并进行比较和分析。

3. 实验讨论

分析实验中遇到的问题和解决方法；讨论处方中各组分对片剂质量的影响，以及提高片剂质量的措施。

【反思】

实验操作人：

模块六　半固体制剂的制备

项目一　软膏剂的制备

素质目标

1. 培养学生养成 GMP 卫生习惯，树立安全至上、科学严谨的工作理念。
2. 培养学生作为药学工作者的社会使命感和职业道德感。
3. 培养学生实践动手能力，以及解决实际问题的能力。

知识目标

1. 掌握软膏剂的基本制备方法。
2. 熟悉软膏剂常用基质及附加剂的选用。
3. 了解软膏剂的一般质量评定方法。

岗位目标

1. 正确进行软膏剂处方分析。
2. 正确进行软膏剂的质量评定。
3. 遵守安全生产、规范操作的劳动纪律。

【预习任务单】

引导问题 1. 软膏剂的基本组成有哪些？各组分的作用是什么？

引导问题 2. 列举几种常用的软膏基质，并说明其特点。

引导问题 3. 软膏剂制备过程中需要注意哪些关键因素？

操作人：

【基础知识】

（一）软膏剂的基本理论与实验原理

1. 软膏剂的定义

软膏剂是指药物与适宜基质均匀混合制成的具有一定稠度的半固体外用制剂。软膏剂具有细腻、均匀、易涂布于皮肤或黏膜上的特性，能发挥局部或全身治疗作用。

2. 软膏剂的基本组成

软膏剂的基本组成包括药物、基质和附加剂。药物是发挥治疗作用的主要成分；基质是软膏剂的主要组成部分，具有润滑、保护皮肤、促进药物渗透等作用；附加剂则用于调节软膏剂的稠度、稳定性等。

3. 软膏剂的制备方法

软膏剂的制备方法包括研磨法、熔融法和乳化法。研磨法适用于不溶于基质的药物；熔融法适用于可溶于基质的药物；乳化法则适用于含有油性成分或需要制成乳剂型软膏的制剂。

（二）专业英语

软膏剂	ointment	基质	base
附加剂	adjuvant		

【实训仪器设备与材料】

1. 材料

水杨酸、硬脂酸甘油酯、硬脂酸、白凡士林、液体石蜡、甘油、十二烷基磺酸钠（SDS）、羟苯乙酯、纯化水。

2. 仪器设备与规格型号

【实训内容】

水杨酸乳膏

1. 处方　　　　　　　　　　　　　　（处方分析）

水杨酸　　　　　　　　0.5g　　　　（　　　　　）

硬脂酸甘油酯	1.4g	（	）
硬脂酸	4.8g	（	）
白凡士林	1.2g	（	）
液体石蜡	1.0g	（	）
甘油	1.2g	（	）
十二烷基磺酸钠（SDS）	0.1g	（	）
羟苯乙酯	0.01g	（	）
纯化水	25mL	（	）

制法：

水杨酸乳膏的制法

2. 质量检查

（1）外观　软膏应细腻、均匀，无颗粒状物质。

（2）均匀性　取适量软膏涂于玻璃板上，观察其是否均匀分布。

（3）熔点　测定软膏的熔点，以评估其稳定性。

（4）微生物限度检查　检查软膏中的微生物含量，确保符合质量标准。

3. 注意事项

（1）制备过程中应严格控制温度，避免药物分解或基质变质。制备过程中避免与金属器具接触，以防水杨酸变色。

（2）药物粉末应过筛，确保粒度均匀。

（3）制备过程中应充分搅拌，确保药物与基质均匀混合。

（4）灌装前应检查模具是否干净、有无杂质。

（5）本品用于治疗手足及体股癣，糜烂或继发性感染部位忌用。

4. 作用与用途

软膏剂具有局部治疗作用，可用于皮肤或黏膜的炎症、感染、疼痛等症状的治疗。具体作用与用途根据药物成分而定。

【实训结果与讨论】

1. 外观

描述软膏的外观特征，如颜色、细腻度等。

2. 质量检查结果

总结软膏的质量检查结果，包括均匀性、熔点、微生物限度等。

3. 实验讨论

【反思】

实验操作人：

项目二　栓剂的制备

素质目标

1. 培养学生在进行栓剂制备时，树立安全、节约、环保意识。
2. 培养学生营造规范、整洁、有序工作环境的习惯。
3. 培养学生实事求是、一丝不苟的工作态度。

知识目标

1. 掌握栓剂的概念、分类和特点。
2. 掌握热熔法和冷压法制备栓剂的工艺流程。

岗位目标

1. 正确进行处方分析。
2. 正确进行质量评定。
3. 遵守安全生产、规范操作的劳动纪律。

【预习任务单】

引导问题 1. 栓剂的定义是什么？栓剂的制备方法有哪些？

引导问题 2. 甘油栓的制备原理是什么？操作时有哪些注意事项？

操作人：

（一）栓剂的基本理论与实验原理

1. 栓剂的定义

系指药物与适宜基质制成的有一定形状供腔道给药的固体制剂。栓剂在常温下为固体，放入腔道后，在体温下能融化、软化或溶化，并与分泌液混合，逐渐释放出药物，产生局部或全身作用。

2. 栓剂的特点

（1）栓剂的优点（用于全身治疗时与口服制剂相比） ①药物不受胃肠道 pH 或酶的破坏而失去活性；②对胃黏膜有刺激性的药物可直肠给药，避免对胃肠道的刺激；③药物经直肠吸收，可避免肝脏首过作用，并减少药物的肝毒性；④直肠吸收比口服干扰因素少，药物吸收更迅速；⑤对不能口服（如伴有呕吐的患者）或者不愿吞服片、丸及胶囊的患者（如小儿患者）给药更方便。

（2）栓剂的缺点 ①栓剂使用不如口服给药方便；②栓剂生产成本比片剂、胶囊剂高，生产效率较低。

3. 栓剂的分类（根据施用腔道的不同）

（1）直肠栓 这是最常见的栓剂类型之一，通过肛门塞入直肠给药。直肠具有丰富的血管，能使药物快速吸收进入血液循环，发挥全身治疗作用，比如用于退热的对乙酰氨基酚栓；也可在局部发挥作用，像治疗痔疮的栓剂。直肠栓为鱼雷形、圆锥形或圆柱形等。

（2）阴道栓 主要用于女性阴道，通常用于治疗阴道炎、宫颈炎等妇科疾病，比如克霉唑栓用于治疗霉菌性阴道炎。阴道栓为鸭嘴形、球形或卵形等。

（3）尿道栓 主要用于男性尿道疾病的治疗，相对来说应用没有直肠栓和阴道栓广泛。尿道栓一般为棒状。

4. 栓剂的制备方法

栓剂的制法有三种：热熔法、冷压法和搓捏法。

脂肪性基质可采用三种方法中的任何一种，而水溶性基质多采用热熔法。

（1）热熔法工艺流程

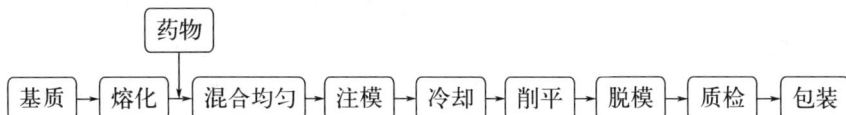

基质 → 熔化 → 混合均匀 → 注模 → 冷却 → 削平 → 脱模 → 质检 → 包装

（药物 ↓ 混合均匀）

（2）冷压法工艺流程

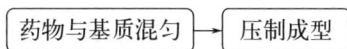

药物与基质混匀 → 压制成型

（3）搓捏法工艺流程

$$药物与基质混匀 \rightarrow 搓捏成型$$

（二）专业英语

栓剂　　　　suppository

【实训仪器设备与材料】

1. 材料

药品、甘油、干燥碳酸钙、硬脂酸、纯化水、液体石蜡等。

2. 仪器设备与规格型号

【实训内容】

（一）甘油栓的制备

1. 处方　　　　　　　　　　　　　　　　　（处方分析）

甘油	16.0g	（　　　）
干燥碳酸钠	0.4g	（　　　）
硬脂酸	1.6g	（　　　）
纯化水	2.0g	（　　　）

制成肛门栓 6 枚。

制法：

甘油栓的制法

2. 注意事项

（1）反应温度控制　在甘油、硬脂酸与碳酸钠混合反应过程中，温度控制至关重要。温度过低，反应不完全，会导致栓剂硬度不够或难以成型；温度过高，可能会使甘油分解或硬脂酸氧化，影响栓剂的质量和性能。

（2）反应时间　要严格控制反应时间，一般反应至溶液呈透明均匀的糊状即可。反应时间过短，原料未充分反应；反应时间过长，可能会导致产物老化，影响栓剂的质量。

（3）搅拌速度和均匀度　搅拌速度要适中，以保证硬脂酸与干燥碳酸钠充分反应，以及甘油与其他成分均匀混合。搅拌不均匀可能导致局部反应过度或不充分，影响栓剂的性质。

（4）注模操作　注模前及时涂抹液体石蜡润滑。注模时要确保药液温度适宜，一般在 70～80℃左右。温度过高会使模具变形；温度过低则药液可能在注入过程中凝固，导致注模不完全或栓剂表面不光滑。注模要迅速且一次注满，避免产生气泡或空洞，影响栓剂的外观和质量。

3. 甘油栓的用途

① 治疗便秘、润滑肠道：甘油栓能润滑肠道，降低粪便与肠道壁之间的摩擦力，使粪便更容易排出体外。尤其适用于因粪便干结、排便困难而引起的便秘患者，可有效缓解排便时的痛苦。

② 刺激肠道蠕动：甘油栓还能刺激直肠和结肠的神经末梢，反射性地引起肠道蠕动增加，促进粪便的推进和排出。对于一些因肠道蠕动缓慢导致的便秘，甘油栓可以起到一定的促进排便作用。

③ 缓解肛裂疼痛：肛裂患者在排便时往往会因粪便刺激伤口而产生剧烈疼痛。甘油栓的润滑和软化粪便作用可以减少粪便对肛裂伤口的刺激，从而缓解排便时的疼痛，有利于肛裂伤口的愈合。

④ 用于辅助肛肠检查和手术前后检查：在进行肛肠检查，如直肠指诊、肛门镜检查等之前，使用甘油栓可以润滑肛门和直肠，便于检查器械的插入，减少患者的不适感，同时也有助于医生更清晰地观察肠道内部情况，提高检查的准确性。

⑤ 术前准备：在肛肠手术前，使用甘油栓可以帮助患者排空肠道，减少肠道内的粪便残留，降低手术感染的风险，为手术创造良好的条件。

⑥ 术后护理：肛肠手术后，患者可能因伤口疼痛、肠道功能尚未恢复等原因出现排便困难。甘油栓可以在不刺激伤口的情况下，帮助患者顺利排便，避免用力排便导致伤口裂开、出血或感染，有利于术后伤口的愈合。

⑦ 其他局部作用：甘油具有良好的保湿作用，甘油栓在使用过程中可以滋润肛门周围的皮肤，防止皮肤因干燥而出现的皲裂、瘙痒等问题。对于一些患有肛周皮肤病，如肛周湿疹、肛裂等的患者，使用甘油栓可以在一定程度上缓解皮肤症状，促进皮肤的修复。

（二）吲哚美辛栓的制备

1. 处方一（空白栓）　　　　　　　（处方分析）

半合成脂肪酸酯　　　　10g　　　　（　　　　　）
制成空白栓 6 枚。

吲哚美辛空白栓
的制法

吲哚美辛含药栓
的制法

制法：_____

_____

_____

2. 处方二（含药栓）　　　　　　　　（处方分析）

吲哚美辛　　　　　　　3g　　　　　（　　　　　）

半合成脂肪酸酯　　　　10g　　　　（　　　　　）

制成空白栓 6 枚。

制法：_____

_____

3. 质量检查

（1）外观形状

① 表面：栓剂表面应光滑、无裂缝、不起霜、无变色等。若表面粗糙不平，可能会影响栓剂在体内的融化和释放，也可能刺激用药部位。

② 形状：栓剂应具有完整、均匀的形状，无缺角、变形等问题，以保证其能顺利塞入腔道并在合适的位置发挥作用。

（2）重量差异

① 操作方法：取栓剂 10 粒，精密称定总质量，求得平均粒重后，再分别精密称定各粒的质量。

② 判断标准：每粒质量与平均粒重相比较，超出重量差异限度的栓剂不得多于 1 粒，并不得超出限度 1 倍。栓剂平均粒重与重量差异限度为：平均粒重 1.0g 及 1.0g 以下的栓剂，重量差异限度为 ±10%；1.0g 以上至 3.0g 的栓剂，重量差异限度为 ±7.5%；3.0g 以上的栓剂，质量差异限度为 ±5%。

【实训结果与讨论】

1. 原始数据

纯基质栓：

精密称定总质量：			平均粒重：	
1.	2.	3.	4.	5.
6.	7.	8.	9.	10.

含药栓剂：

精密称定总质量：			平均粒重：	
1.	2.	3.	4.	5.
6.	7.	8.	9.	10.

2. 栓剂质量检查记录单

品名			包装规格	
规格			取样日期	
批号			取样量	
取样人			检测人	
检测项目	栓剂表面质量	栓剂形状质量	重量差异	
			超出重量差异限度/粒	超出限度的 1倍/粒
结果				

3. 置换价计算

$$DV = w/G - (M-w)$$

式中，G 为纯基质（空白）平均栓质量，g；M 为含药栓的平均质量，g；w 为每个栓剂的平均含药质量，g。

4. 实验结论

5. 实验讨论

【反思】

实验操作人：

项目三　膜剂的制备

素质目标

1. 培养学生严谨细致的实验态度，强化质量意识和规范操作的重要性。
2. 提升学生的团队协作能力和解决问题的能力。
3. 激发学生对药剂学领域的兴趣和创新思维。

知识目标

1. 掌握膜剂的基本制备原理和方法。
2. 熟悉膜剂常用成膜材料的种类和选择原则。
3. 了解膜剂的质量评价标准和检测方法。

岗位目标

1. 能够根据处方正确进行膜剂的制备操作。
2. 能够进行膜剂的质量评价，包括外观、厚度、均匀性、溶解性等指标的检测。
3. 培养在药品生产过程中的安全生产意识和规范操作习惯。

【预习任务单】

引导问题 1. 膜剂的主要特点是什么？它有哪些常见的应用？

引导问题 2. 列举几种常用的膜剂成膜材料，并说明它们的选择原则。

引导问题 3. 在膜剂的制备过程中，有哪些关键因素会影响膜剂的质量？

操作人：

【基础知识】

（一）膜剂的基本理论与实验原理

1. 膜剂的定义

膜剂指药物溶解或均匀分散于成膜材料中，经加工制成的薄膜状制剂。它具有剂量准确、使用方便、稳定性好等优点，广泛应用于皮肤科、口腔科、眼科等领域。膜剂的制备原理主要是利用成膜材料的溶解性和成膜性，将药物均匀分散在成膜材料中，通过一定的工艺条件制成薄膜。

2. 膜剂的制备方法

膜剂的制备方法主要有溶剂法、热塑挤出法和复合膜法等。本实验将采用溶剂浇铸法进行制备。

溶剂法是将药物与成膜材料溶解于适当的溶剂中，搅拌均匀后，通过浇铸、铺展、干燥等步骤形成薄膜。该方法工艺简单，易于操作，适用于多种药物膜剂的制备。

（二）专业英语

膜剂	film agent
成膜材料	film-forming material
增塑剂	plasticizer

【实训仪器设备与材料】

1. 材料

药物、甘油、糖精钠、乙醇、PVA05-88、纯化水。

2. 仪器设备与规格型号

【实训内容】

空白口腔膜剂的制备

1. 处方　　　　　　　　　　　　（处方分析）

PVA05-88　　　　　　5g　　　　　　（　　　　　）

甘油	0.75g	(	)
糖精钠	0.025g	(	)
乙醇	适量	(	)
纯水	25mL	(	)

制法：

空白口腔膜剂
的制法

2. 质量检查

（1）外观检查　观察膜剂的外观是否平整、光滑，有无气泡和裂纹。

（2）厚度测定　使用厚度测量工具测定膜剂的厚度是否符合要求。

（3）均匀性检查　检查膜剂中药物的分布是否均匀。

（4）溶解性检查　将膜剂放入适量的溶剂中，观察其溶解速度和溶解情况。

3. 注意事项

（1）在配制处方时，要确保药物和成膜材料的准确称量，避免误差。

（2）在浇铸铺展过程中，要注意控制溶液的均匀性和厚度，避免产生气泡和裂纹。

（3）在干燥成膜过程中，要控制适当的温度和湿度条件，避免膜剂变形或开裂。

（4）在裁剪包装过程中，要注意保持膜剂的完整性和清洁度。

【实训结果与讨论】

1. 外观

描述膜剂的外观特征，如颜色、光泽、平整度等。

2. 厚度与均匀性

记录膜剂的厚度测定结果和药物的分布情况。

3. 溶解性

描述膜剂在溶剂中的溶解速度和溶解情况。

4. 实验讨论

（1）分析实验过程中可能遇到的问题及其原因。

（2）探讨如何提高膜剂的质量和稳定性。

（3）提出改进实验方案或制备工艺的建议。

【反思】

实验操作人：

模块七 制剂新技术与新剂型

项目一 脂质体的制备

素质目标

1. 培养学生精益求精的职业精神，树立科学严谨的工作理念。
2. 培养学生作为药学工作者的社会责任感和职业道德感。
3. 培养学生实事求是、守正创新的工作态度。

知识目标

1. 掌握薄膜分散法制备脂质体的工艺。
2. 熟悉阳离子交换树脂法测定脂质体包封率的方法。
3. 了解脂质体的质量评价方法。

岗位目标

1. 能够依据靶向递药原理，设计提高制剂靶向性的方法。
2. 能根据靶向制剂特点、临床应用与注意事项合理指导用药。
3. 能进行脂质体的小试制备。

【预习任务单】

引导问题 1. 影响脂质体稳定性的因素有哪些？

引导问题 2. 为了提高脂质体的稳定性，脂质体中常加入的附加剂有哪些？它们的作用机制分别是什么？

引导问题 3. 分析亲水性药物与疏水性药物在脂质体的制备工艺中有何不同。

操作人：

【基础知识】

（一）脂质体的基本理论与实验原理

1. 脂质体的定义

脂质体系指将药物包封于类脂双分子层内而形成的微型泡囊体。在水中磷脂分子亲水头部插入水中，脂质体疏水尾部伸向空气，搅动后形成双层脂分子的球形脂质体，直径 25～1000nm 不等。

脂质体可用于转基因，或制备转基因药物，利用脂质体可以和细胞膜融合的特点，将药物送入细胞内部。

2. 脂质体的分类

① 按照所包含类脂质双分子层的层数不同，分为单室脂质体和多室脂质体。小单层脂质体（SUV）粒径约 0.02～0.08μm；大单层脂质体（LUV）为单层大泡囊，粒径在 0.1～1μm。多层双分子层的泡囊称为多室脂质体（MIV），粒径在 1～5μm 之间。

② 按照结构，分为单室脂质体、多室脂质体、多囊脂质体。

③ 按照电荷类型，分为中性脂质体、负电荷脂质体、正电荷脂质体。

④ 按照性能，分为一般脂质体、特殊功效脂质体。

3. 脂质体的组成与结构

脂质体由类脂（磷脂）及附加剂组成。

磷脂类包括天然磷脂和合成磷脂。磷脂的结构特点为一个磷酸基和一个季铵盐基组成的亲水性基团，以及由两个较长的烃基组成的亲脂性基团。天然磷脂以卵磷脂（磷脂酰胆碱，PC）为主，来源于蛋黄和大豆，显中性。

合成磷脂主要有二棕榈酰磷脂酰胆碱（DPPC）、二棕榈酰磷脂酰乙醇胺（DPPE）、二硬脂酰磷脂酰胆碱（DSPC）等，其均属氢化磷脂类，具有性质稳定、抗氧化性强、成品稳定等特点。

胆固醇与磷脂是共同构成细胞膜和脂质体的基础物质。胆固醇具有调节膜流动性的作用，故可称为脂质体"流动性缓冲剂"。

4. 脂质体稳定性的影响因素

（1）物理稳定性。主要用渗漏率表示。

渗漏率＝（放置前介质中药物量－放置后介质中的药量）/制剂中药量×100%

胆固醇可以加固脂质双分子层膜，降低膜流动，减小渗漏率。

（2）化学稳定性

① 磷脂氧化指数：氧化指数＝A_{233nm}＝A_{215nm}；一般规定磷脂氧化指数应小于 0.2。

② 磷脂量的测定：基于每个磷脂分子中仅含 1 个磷原子，采用化

学法将样品中磷脂转变为无机磷后测定磷物质的量（或质量），即可推出磷脂量。

5. 脂质体的质量要求

（1）形态、粒径及其分布　采用扫描电镜、激光散射法或激光扫描法测定。根据给药途径不同，要求其粒径不同。如注射给药脂质体的粒径应小于200nm，且分布均匀，呈正态性，跨距宜小。

（2）包封率和载药量

包封率：包封率＝（脂质体中包封的药物/脂质体中药物总量）×100％。

一般采用葡聚糖凝胶、超速离心法、透析法等分离方法将溶液中游离药物和脂质体分离，分别测定，计算包封率。通常要求脂质体的药物包封率达80％以上。

载药量：载药量＝[脂质体中药物量/（脂质体中药物＋载体总量）]×100％。

载药量的大小直接影响药物的临床应用剂量，故载药量愈大，愈易满足临床需要。载药量与药物的性质有关，通常亲脂性药物或亲水性药物较易制成脂质体。

（二）专业英语

脂质体	liposome
磷脂	phospholipid
胆固醇	cholesterol

【实训仪器设备与材料】

1. 材料

旋转蒸发仪、100mL茄形瓶、恒温水浴锅、光学显微镜、磁力搅拌器、紫外分光光度计、粒度测定仪、原子力显微镜、2.5mL注射器、微孔滤膜（0.8μm）、容量瓶；盐酸小檗碱、注射用大豆卵磷脂、胆固醇、无水乙醇、95％乙醇、磷酸氢二钠、磷酸二氢钠、阳离子交换树脂等。

2. 仪器设备与规格型号

【实训内容】

盐酸小檗碱脂质体的制备

盐酸小檗碱
脂质体的制法

1. 处方 (处方分析)

注射用大豆磷脂	0.6g	(	)
胆固醇	0.20g	(	)
无水乙醇	20mL	(	)
盐酸小檗碱溶液	30mL	(	)

制法：_____

_____

_____

2. 质量检查

（1）在光学显微镜下观察脂质体的形态，测定最大粒径和最多粒径。

（2）包封率测定　采用阳离子交换树脂柱分离法测定盐酸小檗碱脂质体的包封率。

① 阳离子交换树脂分离柱的制备：在 2.5mL 针筒注射器的底部垫少许玻璃棉，加入经 pH 5.8 PBS 水化后的阳离子交换树脂，柱高约为 1cm，自然滴尽 PBS。

② 柱分离度的考察：

a. 空白脂质体的制备：空白脂质体的制备方法与盐酸小檗碱脂质体的制备类似，将水化步骤中盐酸小檗碱替换为 PBS 溶液。

b. 盐酸小檗碱与空白脂质体混合液的制备：精密量取 1.0mg/mL 的盐酸小檗碱溶液 0.5mL，加入空白脂质体 1.0mL，混匀，即得。

c. 空白溶剂的配制：取 95% 乙醇 12mL，置于 20mL 容量瓶中，加 PBS 定容至刻度，摇匀，即得。

d. 对照品溶液的配制：取 b. 中制得的盐酸小檗碱与空白脂质体混合液 0.1mL 置于 10mL 容量瓶中，加入 95% 乙醇 6mL，振摇使样品溶解，PBS 定容至刻度，摇匀，用 0.8μm 的微孔滤膜过滤，取续滤液 4mL 置于 10mL 容量瓶中，加 c. 项中的空白溶剂至刻度，摇匀，即得。

e. 样品溶液的制备：取 b. 中制得的盐酸小檗碱与空白脂质体混合液 0.1mL 上样至阳离子交换树脂分离柱顶部，待柱顶部的液体流下后，放置 5min，自柱顶部缓慢加入 2.5mL PBS，注意不要将柱顶部的离子交换树脂冲散，收集洗脱液于 10mL 容量瓶中，加入 95% 乙醇 6mL，振摇使样品溶解，加 PBS 定容至刻度，摇匀，即得。

f. 柱分离度的计算：以 c. 中制得的空白溶剂为对照，在 345nm 处测定对照品溶液和样品溶液的吸光度，根据下式计算柱分离度。要求柱分离度大约 0.95。

$$柱分离度 = 1 - [A_{样}/(A_{对} \times 2.5)]$$

式中，$A_{样}$ 为样品溶液的紫外吸光度；$A_{对}$ 为对照品溶液的紫外吸光度。

③ 包封率的测定：精密量取盐酸小檗碱脂质体 0.1mL 两份，一份置于 10mL 容量瓶中，按照柱分离度考察项下 d. 部分操作，并测定对应的对照品溶液在 345nm 处的吸光度，记为 A_c；另一份上样于分离柱顶部，按照柱分离度考察项下 e. 部分操作，并测定对应的样品溶液在 345nm 处的吸光度，记为 A_t；按照下式计算脂质体包封率。

$$包封率＝[A_t/(A_c×2.5)]×100\%$$

【实训结果与讨论】

1. 外观

（1）绘制显微镜下脂质体的形态图，记录显微镜下测得的最大粒径和最多粒径。

脂质体类型	形态	最大粒径/μm	最多粒径/μm
空白脂质体			
载药脂质体			

（2）计算柱分离度和包封率。

2. 实验讨论

（1）脂质体的主要成分有哪些？各成分的作用是什么？

（2）阳离子交换树脂分离脂质体和游离小檗碱的原理是什么？

【反思】

实验操作人：

模块七 制剂新技术与新剂型·项目一 脂质体的制备 131

项目二 微囊的制备

素质目标

1. 培养学生精益求精的职业精神，树立科学严谨的工作理念。
2. 培养学生作为药学工作者的社会责任感和职业道德感。
3. 培养学生实事求是、守正创新的工作态度。

知识目标

1. 掌握包合物、微囊、微球、固体分散体的定义、特点和常用载体材料。
2. 熟悉包合物、微囊、微球、固体分散体的形成机制、制备方法，以及产物的验证方法。
3. 了解包合物、微囊、微球、固体分散体的体内作用特点。

岗位目标

1. 能灵活应用包合物、微囊、微球、固体分散体等制剂新技术。
2. 能应用包合物、微囊、微球、固体分散体等制剂新技术解决传统制剂中存在的问题。
3. 能够在包合物、微囊、微球、固体分散体等制剂工作中树立安全、有效的意识；养成孜孜不倦、乐于求学的探究精神。

【预习任务单】

引导问题 1. 药物制成微囊后可以起到哪些作用？

引导问题 2. 微囊的囊材有哪些种类？各有哪些具体实例？

引导问题 3. 微囊的制备方法有哪些？

操作人：

【基础知识】

（一）微囊的基本理论与实验原理

1. 微型胶囊的定义

微型胶囊，简称微囊 microcapsule，系指固态或液态药物（囊心物）被囊材（shell material）包裹而成的药库型微型胶囊。微囊中包载的药物可在特定的部位和介质中释放，具有缓释、控释或靶向释放等不同的释药特征。

通常，粒径在 $1 \sim 250 \mu m$ 之间的称微囊，粒径在 $0.1 \sim 1 \mu m$ 之间的称亚微囊，粒径在 $10 \sim 100 nm$ 之间的称纳米囊。

药物制成微囊（或微球），可以实现以下作用：掩盖药物的不良气味及口味；提高药物的稳定性；降低药物对消化道的刺激；液体药物固体化，方便使用；避免复方制剂中药物的配伍变化；制成缓控释制剂和靶向制剂；包裹活细胞或者生物活性物质。

药物微囊是一种制剂中间体，可进一步将其加工成片剂、胶囊剂、注射剂、眼用制剂、贴剂、气雾剂和混悬剂等，应用于临床。

微囊囊心物种类繁多，除了活性药物，也可以是交联剂、催化剂、化学反应剂、显色剂、润湿剂、杀虫剂、矿物油、水溶液、染料、颜料、洗涤剂、食品、液晶、溶剂、气体、疏水化合物及无机胶体等。微囊的囊心物可为油溶性化合物、水溶性化合物或混合物，可以是固体、液体或气体。

2. 药物微囊化后的特点

优点：增加药物的稳定性；延长药物作用时间；防止药物在胃肠道内被破坏或产生刺激；掩盖药物的不良臭味；防止药物的挥发损失；液体药物固体化以便运输、应用与贮存；避免复方制剂中的配伍禁忌；缓释、控释性和靶向递送药物；提高药物生物利用度；包囊活细胞、疫苗等生物活性物质从而不引起活性损失或变性。

缺点：缺乏简单的适用于所有囊心物的包裹方法，技术条件难掌握；连续生产存在技术困难；成本相对较高。

3. 微囊的囊材

制备载药微囊的囊材应具有稳定的理化性质，与药物无配伍变化；具有良好的生物相容性，无毒无刺激性；微囊的囊材应有良好的成膜性；保证适宜的载药量和释药性能。高分子囊材本身的性能是选择囊材时所要考虑的因素，如渗透性、稳定性、溶解性、可聚合性、黏度、电性能、吸湿性及成膜性等。

微囊的常用囊材按来源可分为天然高分子材料、半合成高分子材料和合成高分子材料，按生物降解特征又可分为生物降解材料和非生物降解材料。生物降解材料可用于植入、口服、注射和栓塞给药，非生物降解材料多供口服给药。

天然高分子材料在体内具有良好的生物相容性和生物降解性，常用的有明胶、阿拉伯胶、白蛋白、淀粉、壳聚糖、海藻酸盐等。半合成高分子材料有醋酸纤维素、乙基纤维素、羟丙甲纤维素、对苯二甲酸酯等。合成高分子材料中，可生物降解材料应用最广泛的是脂肪族聚酯材料，包括聚乳酸、乳酸-羟基乙酸共聚物、聚己内酯等，以及聚原酸酯、聚氰基丙烯酸烷酯等。合成的非生物降解材料采用聚酰胺、聚丙烯酸树脂等。

4. 微囊的制法

微囊的制法可分为物理化学法、化学法、物理机械法三类，可根据囊心物、囊材的性质以及所需微囊的粒度与释药要求选择。微囊的囊心物通常为固体或液体，除活性药物外，可能还包括其他附加剂，如稳定剂、稀释剂、控制释放速率的阻滞剂与促进剂、改善囊壳可塑性的增塑剂等。

（1）物理化学法　物理化学法一般是在液相中形成微囊，囊材在一定条件下形成新相析出，故又称相分离法。其微囊化大体可分为 3 个步骤：①将囊心物乳化或混悬在囊材溶液中；②控制条件使囊材凝聚并沉积在囊心物周围而成囊；③囊材的固化。根据囊材析出的具体方法不同，相分离法可分为单凝聚法、复凝聚法、溶剂-非溶剂法和液中干燥法等。

利用一些新的技术（如膜乳化技术或微流体技术等），可以获得粒径均一和特殊结构的微囊。

（2）化学法　化学法系指在溶液中单体或高分子通过聚合反应、缩合反应或交联反应，形成不溶型囊膜的微囊。本法不加聚凝剂，常先制成乳剂，再利用化学反应固化。常用界面缩聚法和辐射交联法等方法。

（3）物理机械法　物理机械法系指将固体或液体药物在气相中微囊化的方法。常用的方法有喷雾干燥法、喷雾凝结法、悬浮包衣法、多孔离心法等。

5. 微囊的应用

微囊化技术起源于 20 世纪 50 年代，70 年代中期得到迅猛发展，并且出现了许多微囊化产品和工艺。微囊化技术广泛应用于医药、食品、饲料、化妆品、染料、黏合剂和复写纸等领域。微囊化技术在药物制剂领域的应用也已有四五十年历史，最初主要是外用，其后发展到黏膜给药，以及口服和肌内/皮下注射给药制剂。用于医药领域的微囊主要是缓释微囊，将药物（囊心物）与高分子成膜材料（囊材）包嵌成微囊后，药物在体内通过扩散和渗透等形式在特定的位置以适当的速率和持续的时间释放，以达到更大限度地发挥药效的目的。

（二）专业英语

微囊　　　　　　　　　　microcapsule

【实训仪器设备与材料】

1. 材料

高速剪切分散机、恒温加热磁力搅拌器、烧杯、制冰机、光学显微镜、载玻片、盖玻片；液体石蜡、明胶、阿拉伯胶、甲醛、醋酸、氢氧化钠、十二水合硫酸钠（$NaSO_4 \cdot 12H_2O$）等。

2. 仪器设备与规格型号

【实训内容】

（一）液体石蜡微囊的制备（单凝聚法）

1. 处方　　　　　　　　　　　　　　（处方分析）

液体石蜡	2.0g	（　　　　）
明胶	2.0g	（　　　　）
10％醋酸溶液	适量	（　　　　）
40％硫酸钠溶液	适量	（　　　　）
37％甲醛溶液	2～3mL	（　　　　）
20％ NaOH 溶液	适量	（　　　　）
蒸馏水	适量	（　　　　）

制法：

液体石蜡微囊的
制法（一）

2. 质量检查

在光学显微镜下观察乳滴和微囊的形态并绘制形态图，测定粒径大小（最大粒径和最多粒径）。比较乳滴和微囊的形态区别。

3. 注意事项

（1）离子的存在对成囊影响较大，故制备和冲洗容器应使用蒸馏水。

（2）明胶为高分子化合物，在水中先进行常温溶胀，再加热搅拌溶解，溶解速度较快。

（3）40％硫酸钠溶液低温时易析出结晶，需在 50℃加盖保温备用。

（二）液体石蜡微囊的制备（复凝聚法）

1. 处方

		（处方分析）	
液体石蜡	5.46g	（	）
阿拉伯胶	5.0g	（	）
10％醋酸溶液	0.25g	（	）
明胶	5.0g	（	）
37％甲醛溶液	2.5mL	（	）
20％ NaOH 溶液	适量	（	）

制法：

液体石蜡微囊的制法（二）

2. 质量检查

在光学显微镜下观察乳滴和微囊的形态并绘制形态图，测定粒径大小（最大粒径和最多粒径）。比较乳滴和微囊的形态区别。

3. 注意事项

（1）10％醋酸调节溶液 pH3.8～4.0 时需要搅拌均匀，有利于成囊。

（2）固化完全前不要停止搅拌，以免微囊粘连。搅拌速度适中，尽量减少泡沫的产生。

【实训结果与讨论】

1. 外观

微囊的性状：

记录所制备的微囊的外观、颜色、性状，并绘制微囊和乳滴在光学显微镜下的形态图，说明两者的区别。

测定微囊的大小：

记录微囊的最大粒径和最多粒径。

2. 实验讨论

（1）微囊的特点有哪些？

（2）使用交联剂的目的和条件是什么？

【反思】

实验操作人：

模块八　综合实训

素质目标

1. 培养学生精益求精的职业精神，树立科学严谨的工作理念。
2. 培养学生作为药学工作者的社会责任感和职业道德感。
3. 培养学生实事求是、守正创新的工作态度。

知识目标

1. 掌握生产散剂所需的处方设计、制备工艺、设备选用与维护、物料管理、质量检查。
2. 掌握生产颗粒剂所需的处方设计、制备工艺、设备选用与维护、物料管理、质量检查。
3. 掌握生产片剂所需的处方设计、制备工艺、设备选用与维护、物料管理、质量检查。

岗位目标

1. 了解岗位实践，掌握工作技能。
2. 培养解决实际问题的工作能力。
3. 遵守安全生产、规范操作的劳动纪律。

【基础知识】

专业英语：

粉碎	comminution	（固-固）混合	blending
压片机	tablet press		

【实训内容】

一、工作任务

制备散剂	☐
制备颗粒剂	☐
制备片剂	☐

二、生产指令

批生产指令单

产品名称_____ 规　格_____

批　　号_____ 批　量_____

生产依据_____

物料名称	供应商	物料代号	物料批号	物料数量

备注：

指令人		日期	
审核人		日期	
批准人		日期	

三、处方设计

四、制备工艺

五、生产记录

1. 领料单

领料单

产品名称		规格		批量	
填写项目					
原辅料名称	规格	批号	需要量	领取量	备注
操作人			复核人		

2. 仪器设备与规格型号

3. 生产记录表选用

六、质量检查

产品检验记录

检验编号：   检验日期：

品名		批号	
送检单位		数量	

检验人：   复核人：

产品检验报告单

检验编号：　　　　　　　　　　　　　　　　　　　　　　　报告日期：

品名		送检日期	
批号		送检单位	
数量		检验依据	

结论	

检验人：　　　　　　　　　　　　　　　　　　　　　　　复核人：

七、放行

产品放行通知单

品　名		批　号		重　量	
来　源			检验单号		

审核内容	审核结果
1. 配料、称重是否准确无误,是否有人复核	□是　　□否
2. 岗位操作记录是否完整、准确,复核人复核无误	□是　　□否
3. 是否执行物料平衡制度	□是　　□否
4. 取样是否执行批准的取样规程	□是　　□否
5. 检验是否执行批准的检验规程	□是　　□否
6. 检验记录是否完整、准确,复核人复核无误	□是　　□否
7. 检验报告单是否完整、准确,复核人复核无误	□是　　□否
8. 检验结果是否符合质量标准规定	□是　　□否

偏离说明:

结论:□同意放行　　□不同意放行

QA 审核人/日期:　　　　　　　　　　　　　质量部负责人/日期:

【实训结果与讨论】

【反思】

实验操作人：

附表（表 8-1～表 8-6）：

表 8-1 粉碎过筛

品　名		规　格		批　量	万片	温　度	℃
工　序	粉碎过筛	生产日期		压差	Pa	相对湿度	%
操作步骤	操　作　指　导　及　记　录			完成情况		操作人/复核人	
（一）生产准备	1. 是否穿戴好鞋、帽、衣，直接接触药物是否戴好手套			是□否□		操作人：＿＿＿＿＿＿＿＿＿ 日　期：＿＿＿＿＿＿＿＿＿ 复核人：＿＿＿＿＿＿＿＿＿ 日　期：＿＿＿＿＿＿＿＿＿	
	2. 清场确认：是否有前次清场合格证，前次清场是否合格			是□否□			
	3. 是否更换现场生产状态标志			已更换□ 未更换□			
	4. 设备编号：			是□否□			
	5. 按《粉碎机标准操作程序》开车试运转，检查设备是否完好			完好□ 不完好□			
	6. 按《振荡筛标准操作程序》开车试运转，检查设备是否完好			完好□ 不完好□			
	7. 检查 80 目筛网有无破损			破损□ 不破损□			
	8. 检查 100 目筛网有无破损			破损□ 不破损□			
	9. 领取滤袋并检查完好，滤袋编号＿＿＿＿＿＿			是□否□			
	10. 衡器是否在校验有效期内			是□否□			
	11. 核对原辅料名称、代号、数量、批号、检验报告单，并目检其外观			是□否□			

备注：

品 名			规 格		批 量		万片	温 度		℃
工 序	粉碎过筛		生产日期			压差	Pa	相对湿度		%

操作步骤	操 作 指 导 及 记 录					完成情况		操作人/复核人	

(二)粉碎	原辅料名称	批号	操作前称重/kg		操作后称重/kg	出粉率/%	开始时间	结束时间	操作人	复核人

(三)过筛	原辅料名称	批号	操作前称重/kg	操作后称重/kg	收率	目数	开始时间	结束时间	操作人	复核人

(四)清场	1. 清除现场与本批生产相关物品	已清除□	操作人:＿＿＿＿＿ 日 期:＿＿＿＿＿ 复核人:＿＿＿＿＿ 日 期:＿＿＿＿＿
	2. 清洁设备内、外表面	已清洁□	
	3. 清洁地面及操作台	已清洁□	
	4. 清洁消毒地漏	已清洁□	
	5. 清洗工器具、容器并放至规定场所	已完成□	
	6. 剩余原辅料放至原辅料暂存间	已完成□	
	7. 替换设备、工器具、房间状态标志	已替换□	

(五)收率	收率:可接受标准≥99.0% 计算: $\frac{B}{A} \times 100\%$ A—粉碎过筛前质量;B—粉碎过筛后质量

工序负责人:	日期:

表 8-2　配料

品名			规格		批量		万片	温度		℃
工序	配料		生产日期		压差		Pa	相对湿度		%
操作步骤	操作指导及记录						完成情况	操作人/复核人		
生产准备	1. 是否穿戴好鞋、帽、衣,直接接触药物是否戴好手套						是□否□	操作人：_____ 日　期：_____ 复核人：_____ 日　期：_____		
	2. 清场确认:是否有前次清场合格证,前次清场是否合格						是□否□			
	3. 是否更换现场生产状态标志						已更换□			
	4. 设备编号:						是□否□			
	5. 衡器是否在校验有效期内						是□否□			
	6. 按《称量间标准操作程序》开启组合式称量间						是□否□			
	7. 按下 FWD 键,调整风速频率在 0～50Hz						频率_____Hz			
	8. 配料时,先配辅料,再配主料						是□否□			
	9. 料铲主料、辅料分开使用,不得混用						是□否□			
代号	原辅料名称		批　号		检验单号		实际投料量 (处方量)/kg	复核称重/kg		剩余量/kg
收集原辅料剩余量作不可回收物处理					不可回收物总量_____kg					
称量人					复核人					
QA					日期					

品 名		规 格		批 量	万片	温 度	℃
工 序	配料	生产日期		压 差	Pa	相对湿度	%

操作步骤	操 作 指 导 及 记 录		完成情况	操作人/复核人
清场	1. 清除现场与本批生产相关物品		已清除□	操作人：_____
	2. 清洁设备内、外表面		已清洁□	日 期：_____
	3. 清洁地面及操作台		已清洁□	
	4. 清洗工器具、容器并放至规定场所		已完成□	复核人：_____
	5. 替换设备、工器具、房间状态标志		已替换□	日 期：_____
工序负责人：			日期：	

移交：

移交物料名称	移交数量	件数/件	移交去向	移交人	接收人	日期

表 8-3　制粒干燥整粒

品 名		规 格		批 量	万片	温 度	℃
工 序	制粒干燥整粒	生产日期		压 差	Pa	相对湿度	%
操作步骤	操 作 指 导 及 记 录			完成情况		操作人/复核人	
	1. 是否穿戴好鞋、帽、衣,直接接触药物是否戴好手套			是□否□			
	2. 清场确认:是否有前次清场合格证,前次清场是否合格			是□否□			
	3. 是否更换现场生产状态标志			已更换□			
	4. 检查制粒用容器是否清洁、干燥			已完成□			
	5. 整粒装置筛网安装牢固			已完成□		操作人:_____	
(一)生产准备	6. 领取滤袋并检查完好,滤袋编号_____			是□否□		日　期:_____	
	7. 衡器是否在校验有效期内			是□否□		复核人:_____	
	8. 设备编号:			是□否□		日　期:_____	
	9. 按《制粒机标准操作规程》检查设备是否正常运行			是□否□			
	10. 按《整粒机标准操作程序》检查设备是否正常运行			是□否□			
	11. 核对制粒所用原辅料及黏合剂品名、数量			是□否□			
黏合剂名称				黏合剂浓度			
辅料及溶剂名称		批号		理论投料量		实际投料量	
黏合剂配制方法:							
	配制人			复核人			

品　名		规　格		批量	万片	温　度	℃
工序	制粒干燥整粒	生产日期		压差	Pa	相对湿度	%

操作步骤	操 作 指 导 及 记 录		完成情况	操作人/复核人
（二）制粒	1. 打开浆料罐上盖,加入黏合剂,将料罐接入气源,打开压缩空气		是□否□	操作人：_____ 日　期：_____ 复核人：_____ 日　期：_____
	2. 点击"生产程序"键,系统进入操作选择画面		是□否□	
	3. 点击"真空上料"键,将上料管插入物料中,点击"开始上料"键开始上料。结束上料点击"结束上料"键,按画面右上角商标系统返回上层菜单		上料开始时间 ———————— 上料结束时间 ————————	
	4. 点击"参数设定",选择配方编辑 　（1）设定转速 　　低搅速度100r/min　高搅速度150r/min 　　低粒速度1200r/min　高粒速度1800r/min 　　终点判定75A 　（2）设定时间 　　高搅启动时间780s　高粒启动时间780s 　　低粒启动时间300s　喷浆时间480s 　　制粒总时间840s		低搅速度__转 高搅速度__转 低粒速度__转 高粒速度__转	
	5. "参数设定"结束,返回主菜单,点击"制粒",选择"自动运行",点击"开始"进入制粒过程		喷浆开始时间 ———————— 喷浆结束时间 ————————	
	6. 制粒结束后,按"打印记录"打印制粒记录,返回主菜单		是□否□	
	7. 单机出料:点击"单机出料",准备充分后,顺次点击"整粒开始""出料门开""出料开始"进行出料整粒		是□否□	
	8. 整粒结束顺次点击"出料停止""出料门关""整粒停止"结束。按画面右上角商标系统返回上层菜单		是□否□	
	9. 湿颗粒装入已准备好干燥的受料容器内		是□否□	

品 名		规 格		批 量	万片	温 度	℃
工 序	制粒干燥整粒	生产日期		压 差	Pa	相对湿度	%

操作步骤	操 作 指 导 及 记 录	完成情况	操作人/复核人
（三）干燥	1. 按《热风循环烘箱标准操作程序》检查设备是否正常运行	是□否□	
	2. 设备编号：	是□否□	
	3. 打开旁路放水阀放空管内积水,关闭阀门	是□否□	
	4. 打开电源开关,设定工作温度	工作温度____℃	
	5. 将清洁干燥的垫布平铺于每一烘盘中	是□否□	
	6. 将受料容器内的湿颗粒均匀平铺于铺有垫布的烘盘中	是□否□	操作人：_____
	7. 从上至下依次将烘盘放入烘车,以防异物落入药物内,烘车全部装满后即送入烘箱	是□否□	日 期：_____ 复核人：_____
	8. 关烘箱门,打开蒸汽阀门和鼓风机,慢慢升温至设定温度,排湿保温	是□否□	日 期：_____
	9. 干燥过程中,应每隔半小时记录干燥时间与温度,干燥过程中翻盘。并粘贴打印记录	是□否□	
	10. 打开箱门移出烘车,由下至上将颗粒分别放入料桶内称重 A_____kg, B_____kg		
	11. 将称重后的颗粒移入料斗小车内	是□否□	
	12. 清除烘车、烘箱及周围散落的颗粒细粉_____kg		

干 燥 时 间 及 温 度							
时间							
温度/℃							

翻 盘 时 间 及 温 度	
时间	
温度/℃	

品 名		规 格		批 量	万片	温 度	℃
工 序	制粒干燥整粒	生产日期		压 差	Pa	相对湿度	%
操作步骤	操 作 指 导 及 记 录			完成情况		操作人/复核人	

操作步骤	操 作 指 导 及 记 录	完成情况	操作人/复核人
（四）整粒	1. 开关旋转至电源开的状态	是□否□	操作人：_____ 日　期：_____ 复核人：_____ 日　期：_____
	2. 将接收容器移至整粒机出口正下方，启动"整粒启动"，打开下料蝶阀进行整粒	是□否□	
	3. 整粒完毕，关闭整粒机和下料蝶阀，移走接收容器	是□否□	
	4. 关闭电源，移走小车	是□否□	
	5. 将接收容器表面擦拭干净后，移至总混间	是□否□	
（五）清场	1. 清除现场与本批生产相关物品	已清除□	操作人：_____ 日　期：_____ 复核人：_____ 日　期：_____
	2. 清洁设备内、外表面	已清洁□	
	3. 将垫布移至洗衣机清洗	已完成□	
	4. 清洁地面及操作台	已清洁□	
	5. 清洗工器具、容器并放至规定场所	已完成□	
	6. 替换设备、工器具、房间状态标志	已替换□	

表 8-4　混合

品　名			规　格		批　量		万片	温　度		℃
工　序	混合		生产日期		压　差		Pa	相对湿度		%

操作步骤	操 作 指 导 及 记 录	完成情况	操作人/复核人
（一） 生产 准备	1. 是否穿戴好鞋、帽、衣,直接接触药物是否戴好手套	是□否□	操作人：＿＿＿＿＿＿＿ 日　期：＿＿＿＿＿＿＿ 复核人：＿＿＿＿＿＿＿ 日　期：＿＿＿＿＿＿＿
	2. 清场确认:是否有前次清场合格证,前次清场是否合格	是□否□	
	3. 是否更换现场生产状态标志	已更换□	
	4. 按《混合机标准操作程序》检查设备是否正常运行	是□否□	
	5. 设备编号：	是□否□	
	6. 衡器是否在校验有效期内	是□否□	

物料品名	物料批号	物料质量/kg

外加辅料品名	外加辅料批号	外加辅料质量/kg

混合时间(　)min	混合转速(　)r/min

开始时间：	结束时间：

操作步骤	操作指导及记录	操作人/复核人
（二） 生产 操作	1. 将混合均匀的物料分装在受料容器内,称重,贴上填写好的桶卡 A. ＿＿＿＿＿　B. ＿＿＿＿＿	操作人：＿＿＿＿＿＿＿ 日　期：＿＿＿＿＿＿＿ 复核人：＿＿＿＿＿＿＿ 日　期：＿＿＿＿＿＿＿
	2. 清理混合机内外的不可回收物料＿＿＿＿＿＿kg	
	3. 取样检测 取样量＿＿＿＿＿＿g	ＱＣ：＿＿＿＿＿＿＿ 日　期：＿＿＿＿＿＿＿

品　名		规　格		批　量	万片	温　度	℃
工　序	混合	生产日期		压差	Pa	相对湿度	％
操作步骤	操　作　指　导　及　记　录			完成情况		操作人/复核人	

操作步骤	操　作　指　导　及　记　录	完成情况	操作人/复核人
（三）清场	1. 清除现场与本批生产相关物品	已清除□	操作人：＿＿＿＿＿＿ 日　期：＿＿＿＿＿＿ 复核人：＿＿＿＿＿＿ 日　期：＿＿＿＿＿＿
	2. 清洁设备内、外表面	已清洁□	
	3. 清洁地面及操作台	已清洁□	
	4. 清洗工器具、容器并放至规定场所	已完成□	
	5. 替换设备、工器具、房间状态标志	已替换□	
（四）物料平衡及收率	C—物料质量＿＿＿＿＿＿kg；D—不可回收物料质量＿＿＿＿＿＿kg； E—加入辅料量＿＿＿＿＿＿kg；F—混合后物料质量＿＿＿＿＿＿kg； G—取样量＿＿＿＿＿＿kg		
	物料平衡：可接受标准95.0％～100.0％ 计算： $$\frac{F+D+G}{C+E}\times100\%=$$		
	收率：可接受标准≥90.0％ 计算： $$\frac{F}{C+E}\times100\%=$$		

工序负责人：	日期：

表 8-5 压片

品　名			规　格		批　量	万片	温　度	℃
工　序	压片		生产日期		压　差	Pa	相对湿度	％
操作步骤	操　作　指　导　及　记　录					完成情况	操作人/复核人	

操作步骤	操　作　指　导　及　记　录	完成情况	操作人/复核人
（一） 生产 准备	1. 是否穿戴好鞋、帽、衣,直接接触药物是否戴好手套	是□否□	操作人：＿＿＿＿＿＿＿ 日　期：＿＿＿＿＿＿＿ 复核人：＿＿＿＿＿＿＿ 日　期：＿＿＿＿＿＿＿
	2. 清场确认;是否有前次清场合格证,前次清场是否合格	是□否□	
	3. 是否更换现场生产状态标志	已更换□ 未更换□	
	4. 按《压片机操作规程》开机试车,检查设备是否正常运行	是□否□	
	5. 设备编号：	是□否□	
	6. 衡器是否在校验有效期内	是□否□	
	7. 领取滤袋并检查完好,滤袋编号____	是□否□	
	8. 按工艺要求从模具间领取____mm浅凹上下冲及中模。检查冲头与中模,有无缺边、裂缝、刻字是否清晰	是□否□	
	9. 核对待压颗粒品名_____;批号_____;质量 A_____kg, B_____kg		
（二） 冲模 安装	1. 切断压片机电源,装上试车车轮组件。将压片机转台表面及模孔逐个擦干净。把转台上中模固紧螺钉逐件旋出转盘外约1mm。中模平衡放置于中模孔,用中模棒轻轻打入,中模平面不高出转台工作为合格。将中模用固紧螺钉固紧	是□否□	操作人：＿＿＿＿＿＿＿ 日　期：＿＿＿＿＿＿＿ 复核人：＿＿＿＿＿＿＿ 日　期：＿＿＿＿＿＿＿
	2. 下冲逐个插入清洁好的下冲孔内,将下冲卸轨装上,用螺钉紧固,将上盖板翻上,将上冲依次插入每个清洁的上冲孔内,并伸入中模,上下左右地转动,必须转动灵活。上冲装毕,将上盖板盖平	是□否□	
	3. 将加料器组件装在加料器的支撑板上,将滚花螺钉拧上,再调整螺钉的高低,使加料器底面与转台工作面的间隙在0.05～0.1mm,拧紧滚花螺钉。装刮粉板,调整刮粉板高低,使底面与转台工作面平齐,将刮粉板上的螺钉拧紧。装刮片板及加料器,拆下机器左侧手轮,装好左、右、后侧门,吸尘装置,关闭有机玻璃窗	是□否□	
	4. 与上批连续生产时,不需重新安装冲模	是□否□	

品　名		规　格		批　量	万片	温　度	℃
工　序	压片	生产日期		压　差	Pa	相对湿度	％

操作步骤	操 作 指 导 及 记 录	完成情况	操作人/复核人
（三）生产操作	1. 颗粒含量： 2. 片重计算公式：$\dfrac{标示量}{颗粒含量}=$ 　应压片重_____（重量差异_____） 　片重上限_____；片重下限_____ 3. 调节压片机转速：14～25r/min 　压力：3.8～4.2MPa 4. 将少量颗粒加入加料斗中,启动压片机 5. 根据工艺要求,调整片子质量、硬度 6. 调整好后关闭压片机,把调试机器时的片子、颗粒(____kg)生产结束后交中间站作不可回收物料处理 7. 将颗粒装入料斗中 8. 装好受料容器,启动压片机、吸尘装置及筛片机,每隔15min抽20片称重,记录见附页 9. 取样检验,取样量_____g 10. 压片完毕,分别称重 　A____kg；B____kg； 　C____kg；D____kg	 转速__r/min 压力__MPa 是□否□ 是□否□ 是□否□ 是□否□ 是□否□ 	QC:_____ 日　期:_____ 技术员:_____ 日　期:_____ 操作人:_____ 日　期:_____ 复核人:_____ 日　期:_____ QC:_____ 日　期:_____
（四）清场	1. 清除现场与本批生产相关物品	已清除□	操作人:_____ 日　期:_____ 复核人:_____ 日　期:_____
	2. 清洁设备内、外表面	已清洁□	
	3. 清洁地面及操作台	已清洁□	
	4. 清洗工器具、容器并放至规定场所	已完成□	
	5. 替换设备、工器具、房间状态标志	已替换□	
（五）物料平衡及收率	H—片芯质量_____kg　　　　I—不可回收物料_____kg F—总混后颗粒质量_____kg　　J—取样量_____kg 物料平衡:可接受标准 95.0%～100.0% 计算:$\dfrac{H+I+J}{F}\times100\%=$ 收率:可接受标准≥90.0% 计算:$\dfrac{H}{F}\times100\%=$		

表 8-6　片重记录

品　名			规　格		批　量	万片	温　度	℃
工　序	压片		生产日期		压　差	Pa	相对湿度	%
操作人：			日期：		复核人：		日期：	
时　间	左/g	右/g	时　间	左/g	右/g	时　间	左/g	右/g
工序负责人：				QA：				

参考文献

［1］ 国家药典委员会．中华人民共和国药典［M］.2025年版．北京：中国医药科技出版社，2025.

［2］ 王琳，黄翠翠．药剂学［M］.武汉：华中科技大学出版社，2022.

［3］ 王琳．药剂学［M］.北京：化学工业出版社，2024.

［4］ 胡英，张健泓．药物制剂综合实训教程［M］.北京：人民卫生出版社，2024.